De la Gastro-Entérostomie de von Hacker

DANS LES AFFECTIONS NON CANCÉREUSES DE L'ESTOMAC,

DU PYLORE ET DU DUODÉNUM

ET DU PROCÉDÉ POSTÉRIEUR A SUSPENSION VERTICALE

PAR

LE DOCTEUR PIERRE-ÉMILE VAQUIER

BORDEAUX

IMPRIMERIE L. TIBESART

52, RUE TURENNE, 52

—

1908

De la Gastro-Entérostomie de von Hacker

DANS LES AFFECTIONS NON CANCÉREUSES DE L'ESTOMAC,

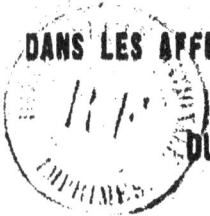

DU PYLORE ET DU DUODÉNUM

ET DU PROCÉDÉ POSTÉRIEUR A SUSPENSION VERTICALE

PAR

Le Docteur Pierre-Émile VAQUIER

BORDEAUX

IMPRIMERIE L. TIBBSART

52, Rue Turenne, 52

—

1908

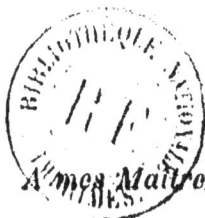

A mes Maîtres de la Faculté de Bordeaux

A mes Maîtres des Hôpitaux de Bordeaux,

MM. les professeurs LANELONGUE, LEFOUR, PICOT, PITRES.

MM. les professeurs agrégés ABADIE, MONGOUR, RONDOT, VERGER.

Monsieur le Docteur COURTIN.

A mes Maîtres de l'Hôpital Saint-Léon de Bayonne,

MM. les Docteurs CHEVILLON, DUTOURNIER, LASSERRE, TUCOULAT, BLAZY, MOYNAC.

A MON PÈRE ET A MA MÈRE

Témoignage de reconnaissance.

A MA SŒUR ET A MON BEAU-FRÈRE

A MES COUSINS AMÉDÉE ET ÉMILE DELGUEL

A MES PARENTS ET A MES AMIS

A mon Président de Thèse

MONSIEUR LE DOCTEUR DEMONS

PROFESSEUR DE CLINIQUE CHIRURGICALE A LA FACULTÉ DE MÉDECINE
DE BORDEAUX

MEMBRE CORRESPONDANT DE L'ACADÉMIE DE MÉDECINE

MEMBRE CORRESPONDANT DE LA SOCIÉTÉ DE CHIRURGIE DE PARIS

OFFICIER DE LA LÉGION D'HONNEUR

OFFICIER DE L'INSTRUCTION PUBLIQUE

A mon Maître

MONSIEUR LE DOCTEUR LAFOURCADE

ANCIEN INTERNE DES HOPITAUX DE PARIS

ANCIEN CHEF DE CLINIQUE CHIRURGICALE A LA FACULTÉ DE PARIS

CHIRURGIEN DE L'HOPITAL SAINT-LÉON DE BAYONNE.

> Lors de mon internat à Bayonne, vous
> m'avez inspiré ce sujet de thèse, pour
> lequel, à maintes reprises vous avez
> bien voulu m'aider de vos conseils. Je
> n'oublierai jamais l'honneur que vous
> m'avez fait en me confiant ce travail
> et vos nombreuses observations.

I

Aperçu historique de la Gastro-Entérostomie postérieure et de la Gastro-Entérostomie appliquée aux lésions bénignes en France.

INTRODUCTION

« La gastro-entérostomie postérieure a été pratiquée pour la première fois par Courvoisier le 19 octobre 1883. Son opération fut un peu étrange. Comptant faire une extirpation du pylore, il ouvrit largement l'abdomen, par une incision transversale, longue de 15 centimètres, passant au-dessus de l'ombilic, et intéressant les deux muscles droits. Voyant qu'il était impossible d'enlever le néoplasme, il se décida à faire une gastro-entérostomie. Allant directement d'avant en arrière au-dessous de la grande courbure, traversant le grand épiploon et le côlon transverse, entre deux rangées de ligatures, il put saisir l'anse duodéno-jéjunale et la fixer à la face postérieure de l'estomac. » (Terrier et Hartmann). Courvoisier fit donc cette opération deux ans après la première gastro-entérostomie, conçue comme l'on sait, par Nicoladoni et exécutée par Wolfler dont il était l'assistant, le 28 septembre 1881, par le procédé encore employé et qui porte le nom de ce dernier chirurgien.

De l'année 1883, date aussi la description par Wolfler du procédé par double implantation, ou de la gastro-entérostomie antérieure en Y, que Roux de Lausanne appliqua et préconisa en 1897 mais avec implantation postérieure.

Comme on le voit, dès 1883, les plus importants procédés de cette opération, qui sont encore les plus employés, avaient été créés et naturellement appliqués avec la méthode la plus simple, la méthode des sutures, la seule en faveur aujourd'hui.

Tous ont été perfectionnés dans la suite, et celui de Courvoisier le fut surtout par von Hacker qui lui donna un manuel opératoire facile à suivre, en 1885, adopté par un grand nombre de chirurgiens. Voici comment opéra von Hacker : « Il s'agissait d'un paysan porteur d'une tumeur du pylore inopérable. Relevant en haut l'estomac, l'épiploon et le côlon transverse, von Hacker fit dans le mésocôlon et parallèlement à ses vaisseaux, une incision qu'il élargit ensuite avec les ciseaux et qui lui permit d'atteindre la face postérieure de l'estomac : celle-ci fut attirée à travers l'ouverture faite au mésocôlon, et fixée aux bords de celle-ci par une couronne de sutures.

Cela fait, von Hacker amena au contact de l'estomac fixé, la première anse du jéjunum dont l'origine se trouve tout près de la face postérieure de l'estomac. L'anse jéjunale était maintenue fermée et fortement serrée par deux fils de soie passés à travers le mésentère. L'estomac était comprimé par les doigts d'un aide : toute issue de liquide digestif était ainsi évitée. Une incision de 5 à 6 centimètres fut faite sur l'estomac, une deuxième sur l'intestin, et les bords des incisions furent réunis par un double rang de sutures séro-musculeuses et muqueuses. »

Le von Hacker lui-même fut modifié, perfectionné. Une seule variante de ce procédé nous intéresse : la variante de Petersen, parce qu'elle est la seule qui se rapproche de la gastro-entérostomie postérieure à suspension verticale. Voici comment nous la décrit le professeur Monprofit : « C'est une gastro-entérostomie postérieure de von Hacker, exécutée d'une façon spéciale, au point

de vue du placement de l'anse jéjunale anastomosée. Au
lieu de disposer le bout afférent horizontalement au
niveau de la face postérieure de l'estomac, on le dispose
verticalement. De cette façon, on maintient les rapports
anatomiques des deux organes, le jéjunum, en réalité,
descendant verticalement et longeant l'estomac dont il
n'est séparé que par le mésocôlon.

L'anastomose étant faite ainsi dans le sens vertical,
sous l'influence de la pesanteur seule, la bile et le suc
panchréatique s'écoulent sans peine, l'anse afférente étant
en haut, l'efférente en bas, et toutes les deux se conti-
nuant à plein canal. En 1902 Pauchet déclarait qu'il avait
eu recours au moins 7 fois déjà à ce procédé mais il a
employé comme Petersen pour l'exécuter, le bouton de
Murphy. » (Monprofit).

Les premières opérations de gastro-entérostomie se
firent pour tumeurs malignes. Le succès relatif de
Rydygier qui guérit trois malades sur quatre, fit étendre
l'opération aux lésions bénignes. Pour la première fois,
une sténose du duodénum fut opérée par Rydygier et un
rétrécissement non néoplasique du pylore par Monas-
tyrski en 1884.

Il est à remarquer que toutes les gastro-entérostomies
se firent d'abord à l'étranger. L'histoire de cette opération en France, commence par un fait de Pozzi en 1889
qui pratiqua la première pour un cas de cancer. A ce
propos, Terrier et Hartmann disent : « Il faut cependant
arriver jusqu'en 1889 pour entendre parler de la gastro-
entérostomie à la Société de Chirurgie de Paris à propos
de deux observations présentées par Roux de Lausanne.
Encore devons-nous-dire que le rapporteur Charles Monod conclut que la gastro-entérostomie est une opération
qui ne doit trouver que bien rarement son indication. »

L'histoire de la gastro-entérostomie pour affections non
cancéreuses est récente, et encore plus récente celle des
traités d'ensemble de cette opération. « Il n'y a pas très

longtemps qu'on a étudié pour la première fois dans son ensemble la gastro-entérostomie dans les affections non cancéreuses de l'estomac, du pylore et du duodénum, car, en dehors d'un article de R. Sorel 1902, nous ne connaissons guère que deux thèses qui aient été consacrées à cet ordre de faits : ce sont celles de Louis Pinatelle (Lyon 1902) et de Louis Leroy (Paris 1902). Par contre de nombreux travaux ont été publiés depuis 1890 sur *chacune des différentes affections* qui constituent ce groupe, et qui ont été jugées susceptibles d'être améliorées par l'opération dont nous nous occupons. » (Monprofit 1903).

Doyen en effet, en 1892, insista sur l'indication de la gastro-entérostomie pour gastrite chronique (qui avait été pratiquée pour la première fois par Westphallen en 1890) et fit lui-même « la première opération pour un ulcère récidivé après pyloroplastie. »

La même année, Marce, Beaudouin « préconisa le premier d'une façon formelle la gastro-entérostomie dans la dilatation idiopathique de l'estomac », et Jeannel, fin 1892, exécuta le premier cette opération, qui fut malheureusement suivie d'un insuccès. Delagénière étudia le procédé de von Hacker à cette date, pendant qu'à l'étranger Maunsel décrivait sa méthode par invagination et que Murphy de Chicago inventait le bouton qui porte son nom.

En 1893, Gross fit en France la première gastro-entérostomie pour sténose cicatricielle, imitant en cela Weir 1889, Kollner, etc. .

L'année suivante, Doyen et Guinard publièrent les premières observations de gastro-entérostomies pour ulcères compliqués d'hématémèses qui d'après Peyrot furent déjà pratiquées pour la première fois par Mikullez en 1887 à l'étranger. Chaput préconisa son procédé valvulaire, Schrotter préconisa celui de Sonnembürg. Citons les mémoires de Richelot, Jaboulay, Quenu, Demons, Lenoble.

En 1895 mentionnons la thèse de Mahaut : « De l'état des fonctions gastriques après la gastro entérostomie pour sténose du pylore. » Chaput invente son bouton anastomotique et conseille la gastro-entérostomie pour perforation de l'estomac, qui est pratiquée par Terrier et Hartmann. En 1896, le procédé de Souligoux en deux temps, fait son apparition, adopté par Chaput, Picqué, Reclus, Schwartz, etc...

L'année suivante, Chaput publia le premier cas de gastro-entérostomie pour linite hypertrophiqne et Defontaine « fit paraitre le premier mémoire d'ensemble un peu important sur la gastro-entérostomie appliquée à la gastrite chronique. » (Monprofit). « La question des indications chirurgicales au cours de l'ulcère simple, fut mise au point dans la thèse de Marion » et celle de Guedj étudia les résultats fonctionnels éloignés de l'opération dans les sténoses non cancéreuses.

Tuffier encore, écrit un mémoire à l'Académie de Médecine intitulé « De la gastro-entérostomie dans les rétrécissements du pylore » et Dubourg au 11e Congrès de Chirurgie, à Paris, traite de la gastro-entérostomie dans les sténoses simples du pylore.

Roux enfin décrivit alors la gastro-entérostomie postérieure par implantation.

Dans ces dix dernières années la question de la gastro-entérostomie pour lésions bénignes a été bien étudiée. Nous mentionnerons seulement les travaux qui ont bien traité le sujet : la « Chirurgie de l'estomac 1899 de Terrier et Hartmann, le traité de technique opératoire, de Monod et Vanvers, la « Gastro-entérostomie » de Monprofit paru en 1903. Parmi les nombreuses thèses qui ont bien traité la question, mentionnons les suivantes :

La thèse de Savariaud en 1898, intitulée : « De l'ulcère hémorragique de l'estomac et de son traitement chirurgical. » Celle de Lafarelle qui publia 9 observations de M. le docteur Dubourg (Bordeaux 1900).

La thèse de Batanoff (Lyon 1900) : « Etude du procédé transmésocolique ».

La thèse de Louis Pinatelle (Lyon 1902) réunit une centaine d'observations pour ulcères en dehors des sténoses anatomiques du pylore.

La thèse de Leroy (Paris 1902) expose la technique du docteur Hartmann et contient 48 observations de gastro-entérostomie pour lésions bénignes, recueillies toutes, dans le service de ce chirurgien de 1896 à 1902. Sur ces 48 opérations, 32 ont été faites par la méthode de von Hacker dont la première remonte au 24 décembre 1896 et fut pratiquée pour un ulcère chronique.

Nous ne pouvons passer sous silence les thèses de Degorce, de Sabatié (1901-02) ; de Naveau, de Sourice (1903-04) ; de Bonne (1905-06) qui ont apporté de nouveaux faits et de nouvelles lumières à cette opération.

La thèse de Gaudemet (Paris 1906) expose les avantages et la technique de la gastro-entérostomie postérieure à suspension verticale, et publie 29 observations du Docteur Ricard.

Il est à mentionner également que plusieurs interventions ont été pratiquées sur des nouveaux-nés et des enfants dont Hartmann a relaté 10 cas. Citons l'opération de Fergusson en 1899 sur un enfant de 8 ans et demi, qui fut suivie de succès.

Les travaux parus sont trop considérables pour que nous puissions les passer tous en revue. Nous nous contenterons de citer pour finir, les principaux auteurs français qui, en dehors de ceux déjà nommés, ont étudié la question : Hayem, Debove, Soupault, Mathieu, Bourget, Bouveret, Docq, Albertin, Vallas, Anghel, Robineau, Quénu, Tuffier, Delbet, Guinard.

Des travaux que nous avons pu consulter et des résultats des diverses gastro-entérostomies, il ressort que les mortalités opératoires, très élevées au début, baissent de plus en plus. Que le procédé de von Hacker, appliqué suivant la technique du Docteur Hartmann et du Professeur Terrier, non seulement est séduisant par sa simplicité et par la « régularité presque mathémathique avec laquelle s'exécutent ses différents temps » mais encore parce qu'il semble mettre complètement à l'abri du circulus viciosus, cet accident si redouté que laissèrent si souvent subsister après elles les premières gastro-entérostomies, et contre lequel furent institués des procédés satisfaisants mais complexes comme celui de Roux ». Ni les 22 cas publiés par le professeur Terrier, ni les 48 cas publiés par Leroy, ni les 46 cas du Docteur Lafourcade n'en ont en effet montré d'exemple.

Sur les 29 cas publiés par Gaudemet, on n'en trouve qu'un seul exemple contestable d'ailleurs.

Nous avons été frappés de voir en outre que pour les lésions bénignes, les statistiques qui ont été faites, concernant chacun des principaux procédés employés attribuent à la gastro-entérostomie en Y de Roux, le record des succès opératoires et définitifs.

Par exemple, la mortalité a été pour les 25 cas publiés en 1901 par Pantaloni, de 0 pour 100, et de 0 pour 100 également, pour les 11 cas du professeur Monprofit.

Si nous ajoutons à ces brillants succès opératoires, que l'Y de Roux semblait jusqu'ici jouir seul de l'avantage d'éviter consécutivement à l'opération le reflux de la bile et du suc panchréatique dans l'estomac, provoquant des vomissements quelquefois persistants à la suite des autres opérations, nous comprendrons aisément que beaucoup de chirurgiens aient de la tendance à préférer cette opération aux autres et en particulier au von Hacker.

Mais le procédé de von Hacker a pour lui d'être beaucoup plus rapide, ce qui le fait préférer même par les plus fervents défenseurs de l'Y dans les cas pressés lorsque le malade est trop faible pour supporter une longue intervention.

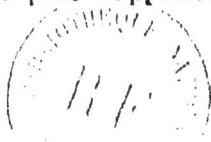

De plus, les expériences récentes de M. Delbet ont démontré que la gastro-entérostomie donne toujours le même résultat quel que soit le procédé employé pourvu qu'il soit bon ; aussi M. Ricard, à la Société de Chirurgie de Paris, le 8 janvier 1908, a-t-il conclu : que le « procédé le plus simple a la même valeur que le procédé le plus compliqué ; il y a donc intérêt à s'adresser à la technique la plus simplifiée sans oublier qu'une bouche anastomotique large, déclive et juxtapylorique est dans les meilleures conditions de fonctionnement. »

Si la statistique du Docteur Hartmann donne une mortalité par le von Hacker de 4 sur 32 soit de 12.50 pour 100, celle de Monprofit de 2 sur 21, soit de 9.57 pour 100, nous opposerons une statistique des cas que nous avons pu rassembler : 2 du Docteur Dubourg, 1 de Doyen, 22 de Terrier, 1 de Jaboulay, c'est-à-dire de 30 interventions de von Hacker pour lésions bénignes avec un seul décès soit une mortalité de 3.33 pour 100, et la statistique récente de Gaudemet, qui publie deux morts sur 29 cas, soit une mortalité de 6.8 pour 100.

Nous croyons donc que, si le procédé opératoire employé est secondaire au point de vue du pronostic, s'il passe surtout après l'état général du malade et la nature de la lésion traitée, il a une grande importance et qu'une opération rapide vaut mieux qu'une longue, l'habileté du chirurgien restant égale.

Nous pensons que le procédé de von Hacker, aussi bien fait, aussi bien appliqué, et plus rapide, peut donner d'aussi bons résultats opératoires que l'Y de Roux et à l'appui, nous publierons 46 observations dues à l'obligeance de M. le Docteur Lafourcade, qui n'ont été suivies que d'un décès, resté presque inexpliqué, qui n'est pas directement imputable dans tous les cas à l'opération elle-même ni au procédé employé et sur lequel nous reviendrons.

Et comme la principale objection faite à ce procédé a

été le reflux possible de la bile dans l'estomac à la suite
de l'opération, qu'en effet, ce reflux s'est produit quelquefois, entr'autres chez plusieurs opérés dont nous publions
les observations, nous exposerons comment on y remédie
en pratiquant une opération qui est aussi rapide que le
von Hacker, qui en réunit ses avantages, en évite ses
inconvénients, nous voulons parler de la Gastro-entérostomie postérieure à suspension verticale, préconisée par
Ricard et Chevrier dans la « Gazette des Hôpitaux » du
24 janvier 1905, à laquelle a eu recours M. le Docteur
Lafourcade, qu'il a définitivement adoptée et qu'il a déjà
appliquée à 13 cas de lésions bénignes avec succès complet, et à de nombreux cas de cancer sans que sa supériorité sur le von Hacker ne se soit encore démentie.

II

Indications de la Gastro-entérostomie,

dans les affections non cancéreuses de l'estomac,

du pylore et du duodénum

La gastro-entérostomie est appelée, je pense, à être faite de plus en plus fréquemment ; ses résultats sont incomparables *dans les cas où elle est vraiment indiquée*, et sa bénignité est telle que je ne puis vraiment la comparer qu'à une opération de chirurgie courante ». Ainsi s'exprime le professeur Monprofit dans sa préface. Pour cette opération avant toute autre, il importe d'être en effet certain du diagnostic, il importe d'agir à coup sûr, pour ne pas être exposé à des insuccès éclatants, d'autant moins pardonnables de nos jours, que les affections qui relèvent de cette opération, ont été très étudiées et magistralement décrites dans les thèses de Marion, de Leroy, de Sabatié et de Gaudemet et dans les incessantes communications dont elles sont l'objet.

Nous n'avons pas ici à revenir sur leurs symptômes bien établis désormais, nous nous bornerons à exposer quelques considérations qui résultent des observations personnelles que nous publions.

Pour plus d'ordre et de clarté, nous résumons les affections qui nous ont paru avoir été traitées avec succès par la gastro-entérostomie. Ce sont les suivantes :

A. — AFFECTIONS NON CANCÉREUSES DE L'ESTOMAC ET DU

PYLORE REBELLES A UN TRAITEMENT MÉDICAL BIEN DI-
RIGÉ.

1º *Ulcère simple passé à l'état chronique (ulcère en
évolution) quelle que soit sa cause.*
    a) du pylore.
    b) de l'estomac.

2º *Ulcère compliqué (pylorique ou stomacal).*
    a) par les hémorragies.
    b) par perforation.
    c) par une tuméfaction notable.

3º *Ulcère stomacal cicatrisé.*

4º *Rétrécissement du pylore.*
    a) Rétrécissements intrinsèques (les plus fré-
quents, d'origine ulcéreuse principalement, ou dus à
une oblitération totale ou partielle par une tumeur,
un corps étranger.
    b) Rétrécissements extrinsèques (surtout cholé-
lithiase).
    c) Rétrécissement congénitaux.

5º *Adhérences périgastriques.*

6º *Gastrite chronique (Gastrosuccorrhée, syndrôme
de Reichmann, hyperchlorhydrie).*

7º *Dilatation de l'estomac.*

8º *Estomac biloculaire.*

B. — AFFECTIONS DU DUODÉNUM ÉGALEMENT REBELLES
AU TRAITEMENT MÉDICAL.

1º *Ulcère quelle que soit sa cause autre que le cancer.*

2º *Ulcère compliqué par hémorragie ou par perforation.*

3º *Complications dues à la cicatrisation d'où sténose
et dilatation soit retroduodénale soit stomacale.*

Mais nous devons ajouter qu'en général, ces affections

ne sont justifiables du traitement chirurgical que si elles se sont montrées tenaces au traitement médical bien institué, que si sous son influence les symptômes graves auxquels elles ont donné naissance ne se sont ni amendés, ni modifiés, ou s'ils se sont au contraire accentués après un temps variable suivant les cas. Lorsque le traitement médical n'aura pas calmé les douleurs atroces ou intolérables par leur persistance, lorsque l'amaigrissement et l'adynamie malgré lui, seront devenus considérables, l'indication sera formelle, si toutefois l'on est bien certain qu'il ne s'agit pas d'une maladie d'ordre névropathique pour laquelle l'abstention doit être la règle.

Nous pensons en effet, avec Pantaloni, Monprofit, Roux, Hartmann, Soupault, que les «malades névropathes, neurasthéniques, hystériques et psychopates de toute nuance, arrivant à simuler toutes les affections gastro-intestinales depuis la dyspepsie jusqu'à la tumeur maligne en passant par l'ulcère rond avec ou sans hématémèse » n'auront aucun intérêt à être opérés.

Exemple, ces dix gastro-entérostomies de Soupault, publiées par Pinatelle, ces quatre de Roux, celle de Pantaloni, sans oublier celle de Routier, qui ont toutes donné des résultats nuls quand elles n'ont pas provoqué d'aggravation comme ces deux autres de Soupault.

Elle ne sera indiquée chez eux que s'il coexiste des signes certains d'une des affections que nous avons citées comme chez notre malade de l observation 32, et s'il n'existe que des signes spéciaux aux manifestations nerveuses tels que la variation des processus chimiques dans la même journée (signe préconisé par Bourget), la douleur au simple contact ou au frôlement de l'épigastre.

La démonstration expérimentale de M. Delbet, venant de prouver que la bouche gastro-intestinale établie sur un estomac sain ne fonctionne pas lorsque la voie pylorique est normale, vient à l'appui de cette opinion et confirmer ce principe exprimé par Ricard, « que l'on ne devrait opérer que s'il existait réellement un syndrôme pylorique si léger fut-il et jamais dans les autres cas. »

1° ULCÈRE SIMPLE PASSÉ A L'ÉTAT CHRONIQUE. — *a) du pylore*. — Les douleurs dues à un ulcère en évolution après échec du traitement médical rigoureusement suivi pendant un temps assez long, seraient justifiables pour Gaudemet du traitement chirurgical : toute sténose commanderait l'intervention.

Pour ce qui concerne les ulcères pyloriques et les lésions qui s'y rattachent voici l'appréciation de Sabatié :

. « Les hématémèses et surtout les hématémèses fréquentes et répétées, la perforation, la péritonite suppurée localisée, la grande sténose constituent des indications opératoires bien établies.

Nous avons seulement en vue le traitement chirurgical des formes frustes, celles qui prennent le masque de la gastro-succorrhée, de l'hyperchlorhydrie ou d'une dyspepsie banale. Les observations de Soupault et Hartmann démontrent que la gastro-entérostomie donne dans ces cas les mêmes résultats merveilleux que dans les sténoses à grande stase. « L'intensité des douleurs, leur persistance rendant la vie insupportable au malade, l'abondance, la fréquence des vomissements entraînant la dénutrition, voilà les deux premières indications générales.

Mais suffit-il qu'un dyspeptique présente ces accidents pour qu'on soit autorisé à lui conseiller une opération ? Non, il faut encore et surtout que ce malade présente le syndrôme pylorique : en présence du syndrôme on peut affirmer que le malade sera guéri ou tout au moins très amélioré par l'intervention ; en son absence, que celle-ci serait très probablement inutile (Soupault). » Quand on constate les signes de la sténose fibreuse avec grande stase, il faut opérer toujours et aussitôt. En présence des formes frustes, donner d'abord le traitement médical ; si en l'espace d'un mois, on n'a pas constaté la disparition de la douleur, l'augmentation de poids, il faut opérer.

Chez les malades qui voient leurs crises, bien que dispa-
raissant facilement par le traitement, se reproduire pério-
diquement et fréquemment, il est encore bon d'opérer.

Enfin, il est des malades qui s'améliorent rapidement
tant qu'ils restent au repos, mais qui sont, dès qu'ils
recommencent leurs occupations, repris de leurs crises :
ceux-là aussi relèvent du traitement chirurgical.

Dès que l'opération chirurgicale a été reconnue, il ne
faut pas attendre. En effet, les résultats de l'opération au
point de vue des fonctions gastriques sont d'autant meilleurs que la lésion était moins ancienne. En outre, il faut
savoir que ces malades même guéris en apparence par le
traitement médical restent exposés à de graves complications. » (Gaudemet).

b) Ulcères de l'estomac. — Les ulcères récents de l'avis
de Hayem, traités à temps, devront la plupart du temps
se cicatriser sans opération, aussi n'est il pas indiqué,
lorsqu'ils n'offrent aucune complication grave, de les traiter chirurgicalement.

Il n'en est plus de même des ulcères que le traitement
médical n'a pu guérir, bien que L. Leroy conclue dans sa
thèse « dans l'ulcère chronique de l'estomac non compliqué, la gastro-entérostomie n'équivaut pas à la cure radicale de l'affection ; elle ne met pas le malade à l'abri des
complications, notamment de la reproduction d'ulcères
peptiques ; elle ne sera qu'exceptionnellement adjointe
au traitement médical et en aucun cas ne saurait le rem-
placer ». Il venait aussi de le dire, après une étude dé-
taillée des opinions qui partagent les divers auteurs à ce
sujet : « de tous ces faits et de toutes ces opinions émises,
il résulte que dans beaucoup de cas d'ulcère chronique, la
gastro-entérostomie donne des résultats immédiats favorables ; pour quelques malades ces résultats sont même
suffisamment éloignés pour être considérés comme
définitifs. Monprofit dit que les résultats immédiats
sont excellents de l'avis de tous les chirurgiens, que

l'opération met sur pied les patients les plus atteints en quelques semaines. L'ombre noire c'est la récidive. « L'intensité des souffrances, les vomissements incoercibles, sans parler des hémorragies commandent l'intervention immédiate. »

Pour ce qui nous concerne, les malades des observations 4, ulcère de la petite courbure, 12 et 15 ulcères coexistant à un rétrécissement du pylore et 21, ulcère de l'estomac de la face postérieure ont tous guéri. Avec Marion nous croyons donc que vu la gravité de l'ulcère chronique qui menace incessamment de perforer l'estomac, et qui se cicatrise d'ordinaire après la gastro-entérostomie, on doit l'opérer dès que des symptômes persistants le font soupçonner et dès que le traitement intensif dont parle Hayem n'a pas donné de résultat

2° ULCÈRES COMPLIQUÉS. — a) Par les hémorragies. — Tous les chirurgiens sont d'accord pour opérer les malades qui ont des hémorragies fréquentes et répétées mais non très abondantes (hémorragies chroniques de Monprofit). « Nous concluerons donc que les hémorragies stomacales répétées sont une indication de l'opération. Si l'on a pu dire que l'opération était contre-indiquée dans les grandes hémorragies, il faut entendre que c'est dans la période aiguë de ces hémorragies. L'hématémèse est comme les autres symptômes de l'ulcère une indication opératoire lorsque par sa persistance elle se montre rebelle au traitement médical. » (Gaudemet).

Mais la question change si elles sont très abondantes, très graves (hémorragies aiguës) et dans ce cas, le chirurgien doit savoir apprécier l'opportunité ou la contre-indication de l'opération, Pour Monprofit, les hémorragies aiguës, malgré l'avis de Doyen, de Pétersen, ne doivent pas être opérées. Terrier et Hartmann, Ricard et Gaudemet, disent que dans la grande hématémèse, les résultats sont déplorables, et que l'on doit traiter les malades qui en sont atteints par les moyens hémostatiques employés

dan- ces occasions et attendre que les forces du malade
soient revenues. Pour Ricard, l'intervention dans les
grandes hémorragies est dangereuse et inutile. En France,
la question paraît être définitivement jugée en faveur de
la non intervention depuis la discussion de juin 1901 à la
Société de chirurgie de Paris. Au Congrès de la Société
internationale de chirurgie à Bruxelles 1905, les conclusions sont généralement favorables à l'expectative.

Dans le cas d'hémorragie très forte que nous publions,
observation 15, la gastro-entérostomie a eu un effet salu-
taire, mais pour la pratiquer, on a attendu que le repos, la
glace et les moyens hémostatiques l'aient arrêtée et que
les injections salines aient remonté le malade.

b) Ulcères compliqués de perforation. — Il est pru-
dent de pratiquer une gastro-entérostomie dans le but de
guérir l'ulcère après avoir obturé la perforation. (Chaput-
Hartmann). L. Leroy estime que cette complication est
justifiable de la gastro-entérostomie, comme les adhérences et l'estomac biloculaire.

Chez notre malade de l'observation 27, la perforation
avait guéri spontanément.

c) Ulcères compliqués par une tuméfaction notable. —
De nombreux cas de Mauclaire, de Chaput, de Jesset, de
Monprofit, prouvent que la gastro entérostomie est l'opération de choix pour l'ulcère cicatrisé, la linite localisée.
Le malade de l'observation 24, qui présentait un cas
analogue : tuméfaction qui semblait être une énorme
hypertrophie des fibres musculaires, peut être une linite,
a succombé 7 jours après l'opération. Comme il était
porteur d'une ancienne maladie de foie, on a pensé, et
l'ictère et les autres symptômes qu'il a présentés pouvaient
bien le faire supposer, qu'il s'agissait là d'une insuffisance
hépatique d'origine chloroformique.

3° ULCÈRE STOMACAL CICATRISÉ. — Monprofit a fait dans
ce cas, de nombreuses opérations avec succès. Notre

observation 21 est un bel exemple d'ulcère cicatrisé, guéri par l'opération.

4° RÉTRÉCISSEMENTS NON NÉOPLASIQUES DU PYLORE. — a) *Intrinsèques*. — C'est là un acte curatif que la gastro-entérostomie. Gross, Fergusson, Hartmann, Monprofit, Ricard, enregistrent des succès retentissants. Pour notre compte, nous venons ajouter à ces succès les 35 obtenus complets par M. le Dr Lafourcade. « On peut dire aujourd'hui, que le rétrécissement non néoplasique du pylore est le triomphe de la gastro-entérostomie. » (Monprofit).

C'est donc là la véritable indication pratique de l'anastomose gastro-intestinale qui guérit radicalement les malades.

« Le moindre signe de sténose organique ou fonctionnelle est une indication formelle de la gastro-entérostomie et l'intervention, dit Gaudemet, ne saurait alors être trop précoce. »

b) *Rétrécissements extrinsèques*. — « La cholélithiase est, après l'ulcère de l'estomac, la cause la plus fréquente des sténoses pyloriques. » (L. Leroy). « La péritonite localisée, la bascule du foie, peuvent amener soit un rétrécissement vrai, soit une simple couture du duodénum. Dans la bascule, l'hépatopexie est indiquée ; dans la péritonite, c'est la gastro-entérostomie ». (Terrier et Hartmann). « Si des brides fibreuses compliquent la couture du duodénum, la gastro-entérostomie est plus sûre. » (Terrier et Hartmann). L'observation 6 est un exemple typique.

c). *Rétrécissements congénitaux*. — Thaon, Abel, Kehr, Maygrier, Fergusson et Jeanin ont publié des cas. Pour Terrier et Hartmann, l'opération est excellente. Voici, d'après eux, quels seraient les symptômes : absence presque complète de selles, vomissements alimentaires non bilieux, et du marasme ; il n'y a pas de dilatation de l'estomac, celui-ci se vidant constamment par les vomissements si faciles à cet âge.

5° ADHÉRENCES PÉRIGASTRIQUES. — Les adhérences dues à la cholélithiase ou à une péritonite localisée, pourront être, si elles ne sont ni trop étendues ni trop épaisses, justifiables d'une simple libération. Dans le cas contraire, elles nécessitent la gastro-entérostomie. (L. Leroy). Sur trois gastro-entérostomies pour adhérences, publiées par Pinatelle, il y a eu trois guérisons.

6° GASTRITE CHRONIQUE. — Dans la gastrosuccorrhée qui se rattache à l'ulcère, les indications sont les mêmes que pour celui-ci. « C'est dans les dyspepsies s'accompagnant du syndrome pylorique, que la gastro-entérostomie donne de bons résultats ; c'est à elle seule qu'elle est indiquée, quel que soit, d'ailleurs, le type chimique rencontré. A la suite des travaux de Doyen, contre l'hyperchlorydrie rebelle au traitement médical, il résulte que cette opération donnerait des résultats excellents. »

Nos observations 22, 30, 32, 33 nous offrent des exemples coexistant à des rétrécissements pyloriques. Tous ont été suivis de succès.

7° DILATATION DE L'ESTOMAC. — Pour Terrier et Hartmann, elle n'a pas l'importance de la stase. Elle n'a de l'importance que si elle s'accompagne d'autres symptômes locaux, tels qu'ondulations péristaltiques. Alors elle révèle une sténose concomitante. Pour Hayem, en aucun cas, la dilatation de l'estomac, même à la période atonique, ne saurait constituer une indication chirurgicale. De tels estomacs, si dilatés qu'ils soient, vident leur contenu pendant la nuit, et sont susceptibles d'une amélioration considérable par le traitement médical.

« Je tiens à répéter, une fois de plus, que la gastro-entérostomie seule, peut suffire dans la grande majorité des cas de dilatation simple, que la clinique nous présente d'ordinaire. » (Monprofit). L'atonie gastrique n'indique pas la nécessité immédiate d'une intervention chirurgicale ; elle n'est indiquée, d'après Terrier et Hartmann, que dans les cas d'atonie gastrique énorme.

Dans les dilatations coexistant à la lithiase biliaire, s'il y a stase, l'opération est formelle, discutable dans le cas contraire.

8° ESTOMAC BILOCULAIRE. — Monprofit estime que, lorsqu'il donne lieu à des symptômes graves de dénutrition par les vomissements répétés, on doit pratiquer une gastro-entérostomie, mais en adaptant la nouvelle bouche sur la portion stomacale avoisinant le cardia. « On n'est pas certain, aujourd'hui, que la gastro-entérostomie soit l'opération de choix dans la majorité des circonstances, mais ce que l'on peut dire, c'est que, bien exécutée, elle est, là, presque aussi bénigne que lors de la dilatation gastrique, et qu'elle a donné déjà des résultats au moins aussi encourageants que les autres opérations proposées pour la cure de cette rare affection. » (Monprofit). L. Leroy conclut que cette opération est indiquée.

B. AFFECTIONS DU DUODÉNUM. — Notre observation 29 est un bel exemple de rétrécissement du duodénum sous forme d'anneaux fibreux, guéri par la gastro-entérostomie. De même l'observation 6, mais il coexistait à un rétrécissement pylorique.

L'ulcère du duodénum est évidemment une indication extrêmement rationnelle de la gastro entérostomie. Citons les cas de Pantaloni, de Jaboulay 1889, de Codivilla 1898. Voici les conclusions de Bonne dans sa thèse :

« En présence de la gravité de l'ulcère du duodénum, de ses perforations, de ses hémorragies, en face de la haute gravité des opérations pour un ulcère perforé, latent, la conclusion qui s'impose logiquement, c'est de traiter chirurgicalement les ulcères reconnus avant la perforation. » (Tuffier, 1898-99).

Vallas insiste sur ce fait que, pour que la gastro-enté-rostomie donne son maximum d'effet, il faut que les lésions soient éteintes, et que l'on n'ait plus à vaincre que des obstacles mécaniques. C'est quand elle est une opération orthopédique que la gastro-entérostomie réussit le

mieux. Dans les cas encore en évolution, dans les ulcères
en activité, les résultats sont plus incertains. L'opération
peut encore réussir quand on lui demande la cessation
des crises douloureuses, elle agit, en ce cas, en faisant
cesser le spasme de l'organe contracté.

Les indications particulières de la gastro-entérostomie
postérieure à suspension verticale sont, en premier lieu,
pour la rapidité de ce procédé et sa solidité, la débilité
des sujets à opérer, soit qu'elle provienne de la dénutrition, soit qu'elle provienne d'une anémie profonde due à
de nombreuses hémorragies.

En second lieu, la présence, sur la face antérieure de
l'estomac, d'une lésion assez considérable pour ne pas
permettre les procédés antérieurs.

Les autres affections seront toutes justifiables de cette
opération, mais à un degré moins impérieux, la question
de vitesse ayant sa valeur, surtout si l'on songe qu'un
grand nombre de malheureux opérés ont succombé à la
suite du shock opératoire ou de complications pulmonaires
dans l'étiologie desquelles, la longueur de l'intervention
n'est souvent pas étrangère.

Les contre-indications de la gastro-entérostomie postérieure sont les fortes adhérences postérieures, ou une
tumeur trop volumineuse de la face postérieure de l'estomac, enfin, l'atrophie considérable de l'estomac, atrophie
telle qu'elle ne permet pas de faire saillir, à travers
l'orifice mésocolique, la face postérieure de l'estomac.

III

Technique opératoire de la gastro-entérostomie
postérieure à suspension verticale.

La .echnique opératoire du Docteur Hartmann, à laquelle le Professeur Terrier s'est rallié, a déjà été exposée dans la thèse de Leroy avec une netteté, une précision telle que nous nous garderions bien de rien y ajouter. Pour ce qui concerne le procédé de von Hacker, nous renvoyons donc à cet ouvrage ou aux autres traités de technique opératoire (Monod et Vanvers, Guibé).

Bien que ce soit ce procédé qui a été employé dans les 32 premières gastro-entérostomies dont nous publions les observations, nous n'exposerons que la technique opératoire employée par M. le Docteur Lafourcade depuis l'année dernière, pour la gastro-entérostomie postérieure à suspension verticale dont nous publions 13 observations.

Soins préopératoires. — Les indications de la gastro-entérostomie bien établies, il faut observer les soins d'asepsie les plus minutieux comme pour une importante opération abdominale. La veille de l'opération, il sera bon de faire prendre un bain au patient, de ra er largement les poils de l'abdomen et du thorax jusqu'au-dessus de la ligne bimamelonnaire et d'appliquer un pansement antiseptique sur toute cette région. Ce pansement ne devra être enlevé que sur la table d'opération, où l'on procèdera à une seconde toilette plus complète.

Une purgation affaiblirait le malade, il faut s'en abstenir. Si l'état général est mauvais, il ne faudra pas hésiter à faire des injections hypodermiques de sérum artificiel. On en injectera un litre, un litre et demi, deux litres, pour remonter les forces du malade.

Le matin de l'opération il sera bon de faire un lavage de l'estomac à l'eau bouillie, après avoir vidé celui-ci de son contenu et avoir eu bien soin de laisser le moins possible de liquide dans l'estomac. Il semble qu'ainsi, on diminue la septicité du contenu stomacal mais on ne doit pas faire plus d'un lavage sous peine de fatiguer inutilement le malade.

Il faudra être muni d'une table à plan incliné. Les instruments spéciaux sont une grande pince courbe de Doyen, des aiguilles courbes pour sutures intestinales avec ou sans porte aiguille munies de fils de soie ou de coton solide, à l'avance faufilées sur une compresse, dans laquelle on les stérilisera et on les prendra commodément toutes armées au moment où l'on devra pratiquer les sutures. On en aura 5, 6, armées chacune d'un fil de 50 à 60 centimètres de long. Il faudra les autres instruments usuels des laparotomies et une salle bien chauffée.

Nous insistons tout particulièrement sur la lingerie qui devra être abondante: outre des serviettes stérilisées nombreuses pour préserver le champ opératoire des contacts septiques, il pourra être utile d'employer une grande serviette munie d'un orifice ovale de 25 centimètres de diamètre, dont le rôle sera de ne découvrir que les parties intéressées par l'opération, plusieurs grandes compresses pour maintenir la masse intestinale et la préserver le cas échéant des liquides gastro-intestinaux.

Opération. — I. — Incision des téguments sur la ligne ombilico-xiphoïdienne, et s'il est nécessaire de dépasser l'ombilic pour intéresser la ligne blanche, il faut avoir soin de le contourner. On incise les aponévroses et le péritoine que l'on repère à l'aide de deux pinces de Kocher. Ceci fait, on procède à l'examen des organes. On détruit les adhérences s'il en existe, puis on relève fortement l'estomac et le côlon transverse en haut et en avant, on les reçoit sur une grande compresse stérilisée et on les recouvre d'une seconde.

II. — On incise le mésocôlon transverse un peu à gauche, verticalement, parallèlement aux vaisseaux par conséquent, et en prenant les précautions nécessaires pour ne pas les intéresser.

La parol postérieure de l'estomac vient d'elle-même faire hernie à travers les lèvres de cette incision : on l'attire davantage de façon à avoir un cône stomacal suffisant pour permettre une incision de 3 ou 4 centimètres et pour faire aisément les sutures de 5 à 6 centimètres. Ceci fait, on vide ce cône en exprimant avec les doigts les liquides qu'il peut contenir et en s'aidant du plan incliné qui les refoule vers le cardia. On applique alors une grande pince courbe sur sa base, qui a le double rôle de contenir le liquide stomacal et de faire l'hémostase pendant toute la durée de l'opération. Ceci fait, on va à la recherche du jéjunum. On le trouve aisément, c'est la première anse grêle qui émerge du mésocôlon tranverse, à gauche de la colonne vertébrale et qui est *fixée* justement au niveau de cet angle duodéno-jéjunal par le ligament de Treitz.

III. — La partie initiale du jéjunum, vidée de son contenu, est placée de façon que son bord libre se trouve au contact du bord libre du cône stomacal, à sa droite, parallèlement à lui, verticale comme lui. On introduit une compresse-billot entre les deux organes, destinée à recevoir les liquides qui pourraient s'écouler au moment de leur ouverture, et on maintient les deux cônes stomacal et jéjunal, accolés par deux pinces fixées à leurs extrémités, supérieure et inférieure. La partie libre du jéjunum, qui se trouve ainsi à droite de la portion initiale fixée, est protégée par des compresses. On ne laisse pas les 12 ou 15 centimètres entre l'angle duodéno-jéjunal et l'endroit où doit être pratiquée l'anastomose sur le jéjunum comme

Il est nécessaire de le faire dans le von Hacker, parce que, par ce procédé à l'encontre de celui de von Haccher, on n'a pas à redouter de tiraillement, l'anse grêle jéjunale conservant ses rapports normaux après la remise en place des organes.

IV. — Suture séro-musculaire postérieure. Elle est faite à points serrés pour obtenir l'hémostase pendant l'incision des deux organes et après l'enlèvement des pinces. On emploie le surjet continu que l'on arrête tous les 4 ou 5 points pour plus de sûreté. Cette suture doit fortement dépasser les extrémités des incisions que l'on va faire sur chaque organe. Elle doit être située environ à 5 millimètres de ces lignes d'incision et le surjet doit être arrêté à la fin. L'aiguille et le fil qui ne doit pas être coupé, sont enveloppés dans une compresse stérilisée. Le surjet a été commencé en haut et il s'est terminé en bas du côté de l'abdomen, les organes étant placés comme nous les avons décrits. On prend une deuxième aiguillée de fil, on en noue l'extrémité avec le bout initial du surjet, en haut par conséquent, et on fait 3 ou 4 points de plus en prolongeant la ligne de suture en haut, puis on arrête le fil qui avec son aiguille est enveloppé dans une compresse et n'est pas coupé.

V. — Incisions des deux organes. On commence par l'estomac. L'incision est faite parallèle à la suture, à 5 millimètres d'elle, sur une longueur de trois ou même de 4 centimètres. Elle s'arrête à un centimètre et demi de l'extrémité inférieure ou « duodénale » de la suture séro-séreuse et à un centimètre de l'extrémité supérieure ou « jéjunale ». On la commence au bistouri, on la termine aux ciseaux. Puis, l'intestin est ouvert de manière identique, suivant son bord libre, à 5 millimètres de la suture séro-séreuse, comme la précédente. L'incision doit être égale et bien en face de l'incision stomacale.

VI. — Suture muco-musculo-séreuse. On fait alors, en commençant par les deux lèvres postérieures un surjet

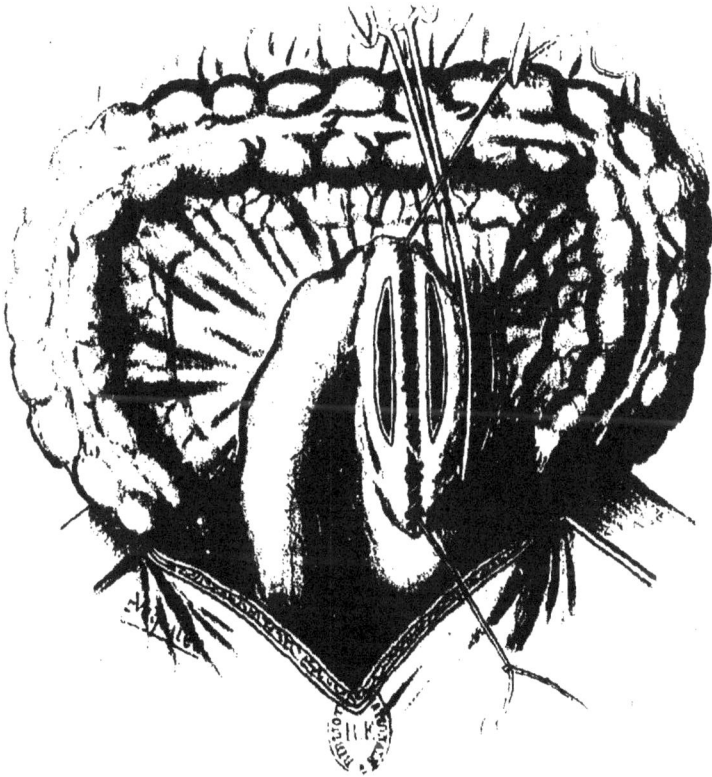

FIGURE 1

On représente l'opération après le V° temps. Les deux organes après avoir été disposés verticalement ont été suturés et incisés. Le mésocôlon transverse a été préalablement ouvert et ses lèvres d'incision ont été suturées à l'estomac par quatre ou cinq points.

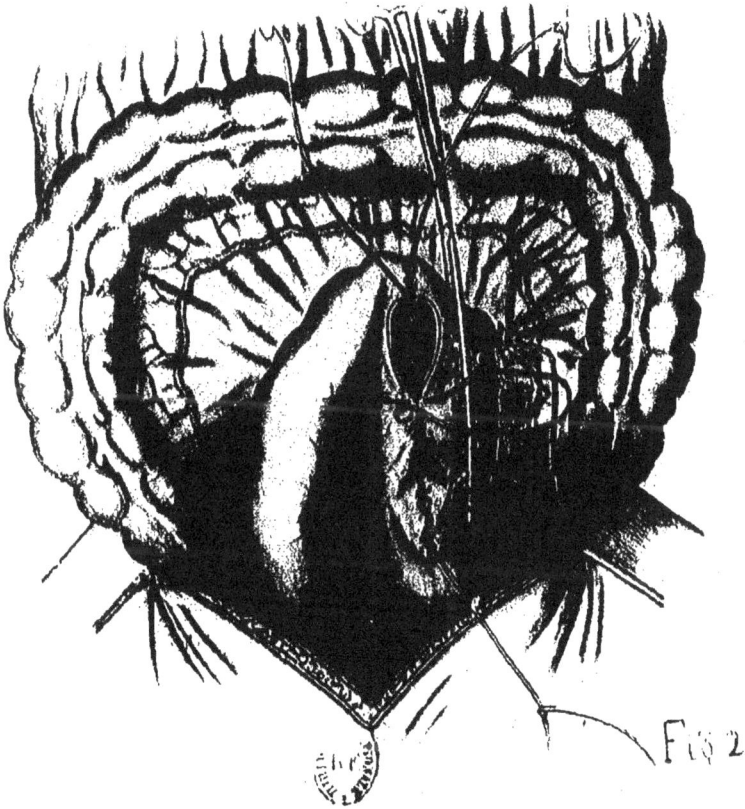

FIGURE II

La suture muco-masculo séreuse postérieure a été effectuée. Le même fil et la même aiguille font la suture muco-masculo-séreuse antérieure qui n'est pas encore terminée.

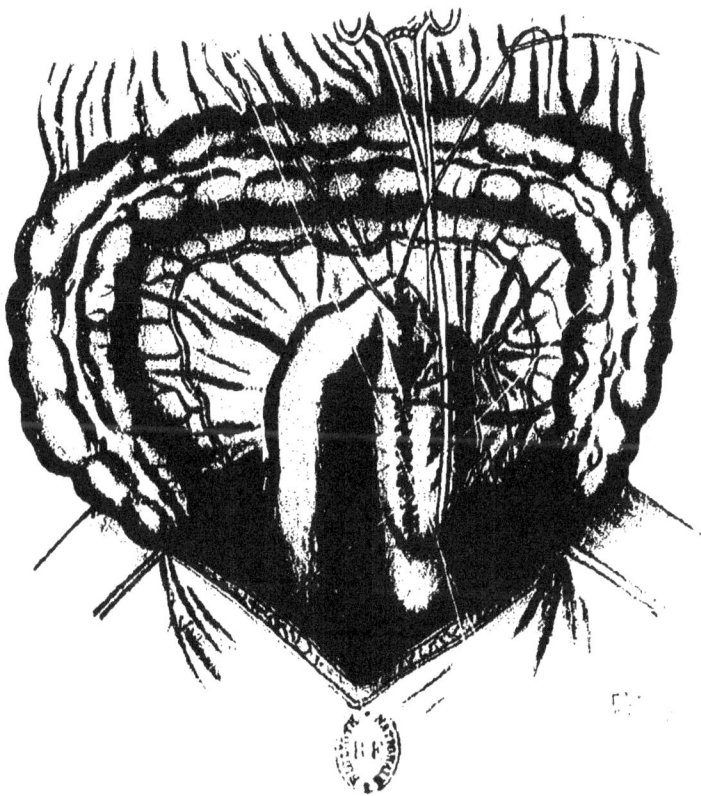

FIGURE III

La suture séro-musculaire antérieure va être terminée. On voit la séro musculo séreuse antérieure qui va être recouverte en totalité par elle et qui va finir par le nœud du fil avec le fil initial.

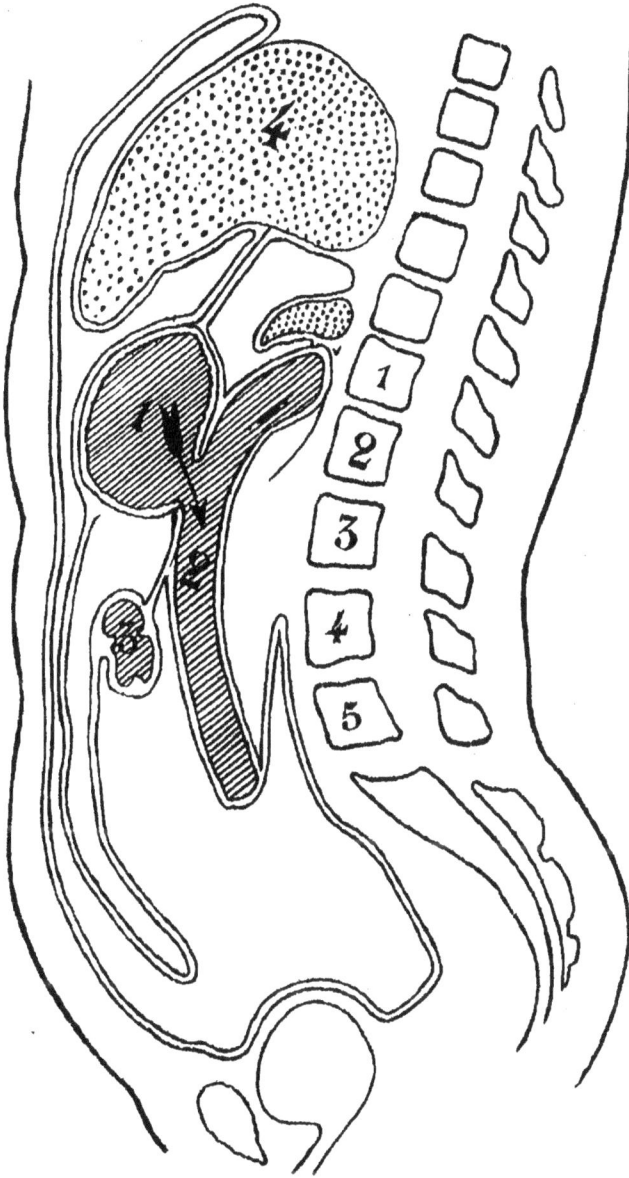

Shéma représentant la position réelle de la bouche anastomotique
des deux organes après l'opération,

1 Estomac. — 2 Jéjunum. — 3 Côlon transverse. — 4 Foie.

total, comprenant les trois tuniques, à la fois occlusif et hémostatique, puis on passe à la suture des deux lèvres antérieures que l'on fait de la même façon, mais aux deux commissures des lèvres de l'anastomose le surjet doit être plus serré, plus solide. La nouvelle bouche est ainsi « encerclée » par un surjet total. On nettoie soigneusement à l'aide d'une compresse aseptique puis on procède à la suture séro-musculaire antérieure.

VII. Suture séro-musculaire antérieure. A l'aide des fils munis de leurs aiguilles que nous avions enveloppés dans des compresses, on reprend la suture séro-musculaire postérieure qui devient antérieure en dépassant les extrémités supérieure et inférieure des commissures de la nouvelle bouche.

La suture au niveau de ces commissures doit être tout particulièrement soignée. On termine en nouant les deux fils.

L'opération est terminée. On enlève les compresses, et l'on remet tout en place. La partie de l'anastomose qui était inférieure, du côté de l'abdomen par conséquent, devient supérieure et se trouve située tout près de l'angle duodéno-jéjunal. L'autre devient inférieure et se continue avec le bout afférent du jéjunum. Ainsi tous les organes, au contraire de ce qui a lieu pour les autres opérations similaires, se trouvent reprendre la place qu'ils occupaient normalement. On entend presque toujours à ce moment l'écoulement des liquides à travers l'anastomose. Le nouveau pylore commence à fonctionner avant que l'on ait refermé l'abdomen. On termine par un surjet du péritoine au catgut et une suture musculo-cutanée aux crins de Florence. Pansement aseptique.

Soins consécutifs à l'opération. — L'opéré doit être surveillé après l'opération. On luttera contre le collapsus, qui pourrait se produire, par des enveloppements chauds, une salle chauffée, des injections d'éther, de caféine, de 500 centimètres cubes de sérum artificiel le matin, de 500 centimètres cubes le soir.

Il y a intérêt à alimenter le plus tôt possible le malade. Dès le 1ᵉʳ soir on peut permettre quelques gorgées de champagne glacé : au bout de 24 heures, on commence le lait.

Il faudra soulever la tête et la partie supérieure du thorax, afin de permettre l'absorption plus facile des liquides dès le début, et surtout afin de prévenir les complications pulmonaires par la stase sanguine qui peut survenir chez les vieillards et les débilités dans un décubitus dorsal prolongé ; on doit entretenir la propreté de la bouche par des gargarismes afin de prévenir les parotidites, la broncho-pneumonie. Contre les troubles de la digestion, s'il en survenait, il faudrait faire usage des lavages de l'estomac, du bismuth et du laudanum s'il y avait de la diarrhée, des lavements s'il y avait de la constipation : dans ce cas pas de purgation.

Dès le quatrième jour en général, l'opéré peut commencer à prendre des aliments demi-solides. Après la première semaine, il peut prendre des aliments solides, mais en s'astreignant à un régime rigoureux. (Régime lacté mitigé par exemple, mais régime variant avec chaque cas).

Il faut, d'ordinaire, le surveiller pour qu'il ne mange pas trop, car son appétit semble inextinguible parfois. (L'opéré de Salzer, dès le 4ᵉ jour après l'opération, avala sans encombre un demi poulet rôti). Il faut laisser se lever quand il le désirera, mais non perdre de vue le gastro-entérostomisé et lui laisser, dans la suite, le choix de son alimentation. Cet opéré, par la continence de sa nouvelle bouche gastro-intestinale, continue à se servir de son estomac malade. Aussi doit-il éviter tous les excès de table. Nous ne pouvons mieux faire que de laisser la parole à M. Ricard à ce sujet : « Il est bien entendu que, dès l'instant que la gastro-entérostomie ne met pas l'estomac au repos, par une vidange complète et immédiate du réservoir gastrique (ce que viennent de prouver les expériences du Dr Delbet), cette opération ne saurait, à elle seule, constituer le traitement complet et définitif de l'affection pour laquelle elle a été pratiquée. Il ne faut pas perdre de vue qu'elle ne fait que suppléer à un fonctionnement défectueux du pylore, en facilitant une évacuation qu'un trouble pylorique rendait difficile ou impossible. Mais l'estomac continue à recevoir les aliments et à les élaborer avec sa muqueuse et ses glandes malades, avec sa motricité affaiblie. »

D'où cette conclusion, que les opérés de gastro-entérostomie « doivent être soumis à une thérapeutique post-opératoire des mieux conduites et à un régime diététique des plus sévères. »

En un mot : « *la gastro-entérostomie n'est guère qu'une étape chirurgicale dans le traitement médical des affections de l'estomac.* »

Avantages de la gastro-entérostomie postérieure à suspension verticale. — Ce qui constitue l'originalité du procédé et sa valeur au point de vue du fonctionnement de la bouche, c'est la suspension verticale qui « donne à l'anse intestinale descendante l'impossibilité de faire un éperon au niveau de la bouche. »

L'anse tombant normalement le long de la face postérieure de l'estomac, la bouche de gastro-entérostomie étant déclive, les aliments contenus dans l'estomac passeront naturellement dans le jéjunum, sans qu'il leur soit possible de refluer vers le bout duodénal.

« Les liquides duodénaux qui arriveront par le bout fixe, descendront naturellement la paroi postérieure de l'intestin, sans avoir aucune tendance à entrer dans l'estomac. »

Cette impossibilité de la formation d'un éperon au niveau de la bouche gastro-intestinale, n'existe pas dans les autres procédés de gastro-entérostomie postérieure. Même dans le procédé de Pétersen qui, avec sa bouche verticale, paraît être l'un des meilleurs, on conçoit que certaines défectuosités de fonctionnement de la bouche, soient possibles : dues à la trop grande longueur de l'anse anastomosée, à la situation basse de l'angle duodéno jéjunal ou à l'élévation de la grande courbure.

La simplicité de ce procédé est sa supériorité sur le procédé en Y. (Gaudemet l'a démontré dans sa thèse).

Sa sécurité au point de vue de l'orientation de l'anse intestinale anastomosée et au point de vue du bon fonctionnement de la bouche, font qu'il est de beaucoup préférable au procédé de gastro-entérostomie, tel que l'a décrit von Hacker. Lorsque l'on fait la suspension verticale de l'anse jéjunale, si l'on a bien soin de prendre ce qui tient du côté stomacal (petite courbure) et de le rapprocher de ce qui tient du côté intestinal (angle duodéno-jéjunal) toute méprise est impossible, la suspension sera bien faite et la bouche bien placée.

Les suites opératoires de la gastro-entérostomie postérieure à suspension verticale sont toujours remarquablement simples. Une seule des 29 observations que publie Gaudemet, peut être interprétée comme un cas de circulus viciosus, bien que les vomissements noirs de la malade intéressée ressemblassent fort aux vomissements de la dilatation aiguë de l'estomac. M. Cardenal n'a eu qu'à se louer de la suspension verticale et, dans quarante cas, il n'a pas observé une seule fois le circulus viciosus.

A ces avantages, nous pouvons ajouter les suivants :

1° Brièveté plus grande que celle des autres procédés, sans tiraillement à redouter, de l'anse duodéno-jéjunale qui est réduite au duodénum et au sommet de l'angle duodéno-jéjunal. Cette brièveté supprime une moins grande surface utile d'intestin. La partie initiale du jéjunum ayant un diamètre de 25 à 30 millimètres, qui diminue ensuite progressivement, au fur et à mesure que l'on se rapproche du gros intestin, où il se trouve réduit à 15 ou 20 millimètres ; le drainage est plus complet, il se fait mieux. De plus, la septicité se trouve réduite au minimum, puisqu'elle augmente comme l'intestin diminue de calibre.

2º Conservation des rapports normaux de tous les organes et solidité de la suspension jéjunale à l'anastomose, assurée en dehors des sutures par le ligament de Treitz.

3º Orifice nouveau situé au point le plus déclive de l'estomac, aussi bien dans la position verticale que dans la position horizontale (la face postérieure de l'estomac étant plutôt une face postéro-inférieure).

4º Pas de reflux de bile dans l'estomac après l'opération et, partant, pas de vomissements.

5º Rapidité de l'opération : 25 minutes.

IV

Résultats opératoires et définitifs

« Actuellement, dit Peyrot en 1903, l'éducation opératoire des chirurgiens est faite, et la mortalité oscille entre
16 et 21 pour 100. Ce chiffre est encore élevé sans doute,
mais l'opération elle-même n'en est pas responsable : si
elle n'était trop souvent pratiquée sur des malades en
inanition, elle devrait donner, entre des mains aseptiques
et expérimentées une mortalité nulle. »

« Je crois qu'elle peut se taire et qu'elle se fera dans
l'avenir avec autant de facilité, autant de sécurité et
autant de succès qu'une simple, bénigne et facile cure
radicale de hernie. Mais ses résultats sont autrement brillants, puisqu'elle amène le plus souvent la guérison de
troubles fort inquiétants et, dans beaucoup de cas, une
véritable et persistante résurrection. » (*Monprofit*).

Si les premiers chirurgiens eurent au début une mortalité fort élevée même pour lésions non cancéreuses, nous
constatons avec L. Leroy, qu'elle a fort diminué et qu'elle
est de nos jours bien près de ce qu'ont prévu Peyrot et
Monprofit, c'est-à-dire à peu près nulle.

Voici quelques statistiques de la mortalité pour lésions
non cancéreuses.

Avant 1897, Haberkant donne une mortalité
    pour ulcères de....................... 25 pour 100
De 1897 à 1899, le même pour 23 affections
    bénignes, mortalité :.................... 4,3 %

En 1897 Chlumkij, sur 110 opérations a 33
décès, mortalité................   3 %
—   Pétersen, a 59 succès définitifs ....   . 0 %
—   Roux, sur 110 cas a 18 morts, soit
une mortalité de ....   13,8 %
En 1902 Pinatelle, sur 119 cas, accuse 10
morts soit ....   8,5 %
—   Carle, sur 44 cas, accuse 1 mort....   2,2 %

Par la considération des procédés employés, nous constatons une mortalité pour le von Hacker d'abord assez
élevée, restant toujours relativement bénigne comparée
aux autres procédés, et de nos jours tout à fait aussi bénigne que toute autre opération abdominale commune.

Statistique du Dr Hartmann en 1902

6 gastro-entérostomies antérieures, 2 décès, soit
une mortalité de.......................   33,3 %
9 de procédé non indiqué, 2 morts............   22,2 %
32 gastro-entérostomies de von Hacker avec
4 morts ....   12,5 %

Statistique du Profr Monprofit en 1903

5 antérieures simples, un mort, soit une mortalité de................................   20 %
11 postérieures en Y de Roux, pas de mortalité.   0 %
21 gastro-entérostomies de von Hacker, avec
2 morts ....   9,5 %

Statistique de Pantaloni en 1901

25 en Y de Roux, pas de mortalité ....   0 %

Statistique de Terrier en 1902

22 von Hacker, un décès...................   4,5 %

Statistique de Gaudemet en 1905

29 gastro-entérostomies postérieures à suspension verticale, 2 morts....................   6,8 %
3 antérieures, 2 morts.....................   66 %

Statistique du Dr Lafourcade 1908 (Mars)

33 von Hacker, un décès...................... 3 %

13 gastro-entérostomies à suspension verticale.. 0 %

Soit une mortalité globale pour 46 opérations, de 2,1 pour 100.

Comme on le voit, peu d'opérations exigeant une laparotomie ont moins de mortalité, aussi, M. le Dr Lafourcade estime qu'actuellement la gastro-entérostomie est aussi bénigne que l'ablation d'un kyste de l'ovaire ou qu'une hystérectomie abdominale.

Le décès qui est survenu, n'est pas directement imputable à l'opération. L'opéré n'avait présenté après celle-ci, qui s'était effectuée le mieux du monde, aucun signe de péritonite; quelques vomissements sanguinolents ont été tous les phénomènes gastriques observés, mais il présentait de l'ictère. Cette mort est restée inexpliquée dans sa cause, ni l'autopsie, ni l'examen anatomo-pathologique n'ayant pu être faits, mais il est probable qu'elle a été la conséquence d'une insuffisance hépatique, due à l'altération par le chloroforme d'un foie qui fut malade et qui était prédisposé.

Deux autres malades, guéris de leur opération, ont succombé tardivement à de la périgastrite consécutive à des ulcères de l'estomac, l'un, observation 12, trois ans et demi après la gastro-entérostomie, qui avait amené pendant plus de trois ans une amélioration considérable; l'autre (observation 21), opéré d'ailleurs par le procédé antérieur de Kocher, mort 10 mois plus tard pour un cas extrêmement complexe, chez lequel, M. le Dr Lafourcade, fit une jéjunostomie. Il s'agissait d'une énorme périgastrite postérieure et le malade a succombé à une ulcération de la veine splénique.

Un certain nombre d'opérés étaient dans un état lamentable, cachectiques et moribonds; c'est grâce à des injections salines et à une technique rapide, que les malades ont pu être guéris. Comme le Dr Hartmann et comme le Professeur Terrier, nous avons rencontré chez quelques opérés, du reflux biliaire dans l'estomac.

Dans les observations 3, 8, 9 et 19, les lavages de l'estomac ont assez rapidement fait disparaître pour toujours cet accident. Mais pour ce qui concerne la malade de l'observation 33, bien que le premier lavage ait aussi obtenu la disparition de la bile dans l'estomac, celle-ci a réapparu trois mois après, puis est restée persistante. Si bien, que cette malheureuse malade doit constamment se faire des lavages de l'estomac et en décembre 1907 la sonde ramène encore de la bile. Nous devons faire remarquer, que nous n'avons jamais constaté, pas plus que les Drs Hartmann, Cardenal et le Professeur Terrier, de cas de circulus viciosus. Cet accident semble donc être tout à fait écarté désormais de la gastro-entérostomie postérieure.

La plupart des opérés ont pu être suivis. Trois sont opérés depuis plus de 6 ans et sont complètement guéris depuis leur opération.

En dehors des phénomènes gastriques que nous avons signalés, survenus chez cinq des opérés dont les observations suivent, nous ne relevons aucun accident imputable au mauvais fonctionnement de l'anastomose. En effet, chez la malade de l'observation 6, nous ne relevons qu'une crise de colique hépatique; des signes de cirrhose alcoolique en 1906 chez l'opéré de l'observation 10; une mort de tuberculose pulmonaire en 1907, de la malade de l'observation 11; des excès de boisson amenant chez le malade de l'observation 12 une périgastrite considérable dont il mourut en 1907.

En dehors de ces accidents, nous avons pu voir chez tous ces malades, la disparition immédiate et absolue de la douleur, des vomissements, des éructations fétides, du pyrosis, de la soif, le lendemain de l'opération, l'appétit revenir aussitôt, l'amaigrissement faire place à l'embom-

point, l'engraissement se faire avec une rapidité extraor-
dinaire. C'est ainsi que l'opéré de l'observation 37 avait
engraissé de 8 kilogrammes le 18e jour après l'opération
et qu'il a depuis, dans l'espace de trois mois et demi engraissé de 32 kilogrammes.

Presque tous ces malades ont pu reprendre leurs occupations.

Les opérés des observations 15 et 25, qui étaient tuberculeux ont même pu, grâce à leur bonne anastomose, faire
de la suralimentation, qui les a améliorés de leur tuberculose pulmonaire.

Dilatation de l'estomac. — Les estomacs récemment
dilatés, se rétractent d'ordinaire pour revenir à leur volume normal. Ceux dont la dilatation est considérable, très
ancienne, continuent à clapoter d'après Pinatelle, et ne
pourraient revenir sur eux-mêmes.

Fonctionnement de l'estomac. — M. Delbet vient
de démontrer, par des expériences faites sur des
chiens, que la nouvelle bouche ne fonctionne pas
lorsque la voie pylorique est normale. Hartmann et
Soupault avaient démontré que l'estomac gastro-entérostomisé continue à fonctionner en tant que réservoir et que
la bouche intestinale ne constitue pas un orifice béant par
où se vidange constamment le contenu gastrique. Le nou-
vel orifice est continent, les lavages après l'opération nous
l'ont démontré. Dans la gastro-entérostomie postérieure à
suspension verticale, la continence ne peut pas être due
aux fibres longitudinales contractées, elle est alors due
plutôt à la contraction des fibres circulaires qui forment
comme une boutonnière tendue et par suite fermée pendant la contraction gastrique, se relachant quand l estomac cesse de se contracter.

De plus, le jéjunum, par ses mouvements péristaltiques,
aspire le bol alimentaire qui ainsi, passe plus facilement.
Dans le procédé à suspension verticale, tous ces phénomènes sont aidés par la pesanteur, qui tend seule à faire tom-

La veille de l'opération.

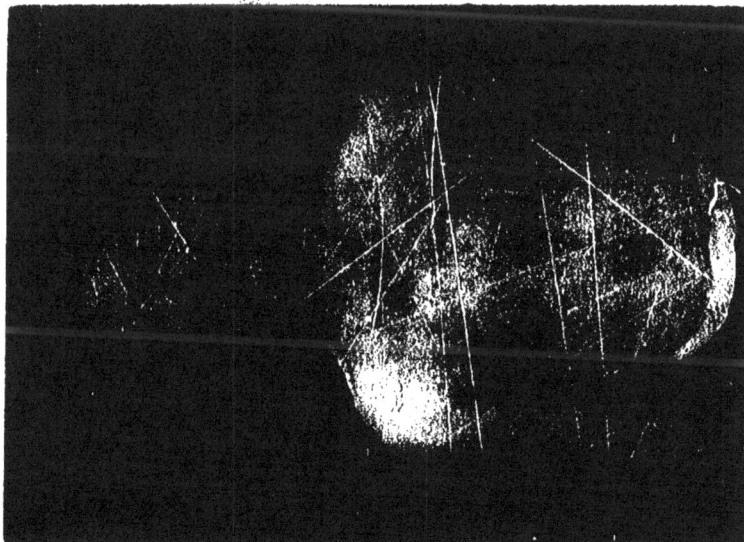

18 jours après.

ber le contenu stomacal dans le point le plus déclive, et
de là à plein canal dans le jéjunum qui, verticalement
placé, se trouve le mieux disposé du monde pour les éva-
cuer.

Pour Bourget, 5 à 6 jours après l'opération, 'a stase alimentaire consécutive à l'opération, serait aussi forte qu'a-
vant, ce qui serait dû à la turgescence des lèvres de la
bouche gastro-intestinale, puis elle diminuerait et quelquefois persisterait. Pour Hayem, Mathieu, Soupault,
Bourget, il y a retard dans l'élimination. On a cherché
des causes complexes de ce retard. Pour Carle et Fantino,
au contraire, l'évacuation après le repas d'épreuve serait
accélérée.

Tuffier et Paul Aubourg, à la Société de l'internat des
hôpitaux de Paris, le 24 octobre 1907, ont montré avec
quelle rapidité les liquides pénétrant dans l'estomac gastro-entérostomisé passent dans l'intestin même lorsque la
bouche de communication est très étroite. (Présentation
de radiographies de l'estomac obtenues par l'injestion de
sous-nitrate de bismuth suivant la méthode de Kiéder).

Pour ce qui concerne le reflux de la bile dans l'estomac,
bien au contraire de l'opinion de Sabatié et de quelques
auteurs qui paraissent le signaler comme un phénomène
peu important par lui-même, et même contribuant pour
une part grâce à son alcalinité, à la diminution de l'acidité
que l'on constate après l'opération, nous pensons qu'il faut
l'éviter parce qu'il provoque des vomissements très pénibles lorsqu'ils persistent, si pénibles qu'ils peuvent même
être justifiables d'une seconde intervention, tels ceux de
la malade de l'observation 33.

Sécrétion. — Tous les auteurs s'accordent pour reconnaître la diminution de l'acidité du liquide gastrique. Nos
malades n'ont plus présenté après l'opération, les phénomènes qui accompagnent l'hyperchlorhydrie. Chez l'opérée
de l'observation 33, qui était hyperchlorhydrique, on n'en
trouve plus trace. L'hypersécrétion diminue également.

Nous n'avons donc trouvé qu'une seule complication importante, répétée cinq fois et survenue à la suite de l'application du von Hacker, le reflux de bile dans l'estomac. Par ce procédé, il suffit en effet, que celle-ci soit abondante pour déborder les lèvres du nouveau pylore et remplir l'estomac. La recherche d'un moyen propre à empêcher cet accident s'imposait. Le professeur Roux de Lausanne a employé l'Y avec succès et il a eu de nombreux et brillants imitateurs malgré la complexité et la longueur de ce procédé.

MM. Ricard et Cardenal ont dans le même but eu recours au procédé postérieur à suspension verticale que nous avons décrit. C'est en somme le procédé de Péterson mais fait sans bouton de Murphy, avec les sutures et en adoptant la technique perfectionné du von Hacker. Il est rendu aussi simple, aussi facile que lui, aussi sûr que le procédé en Y de Roux. En effet, dans les observations que nous publions des opérés par ce procédé, aucun n'a présenté de vomissement, ni de reflux de bile, ni de régurgitation. Un tuberculeux avéré a même pu grâce à la suralimentation, améliorer considérablement son état général. Le malade de l'observation 37 par exemple a engraissé de 32 kilogrammes en trois mois et demi.

Par la lecture de ces observations, nous voyons que les résultats fonctionnels de la gastro-entérostomie postérieure à suspension verticale, sont merveilleux et qu'elle réunit la facilité opératoire de von Hacker à la perfection thérapeutique de l'Y de Roux.

V

OBSERVATIONS

OBSERVATION I (*Inédite*)

(LAFOURCADE)

Sténose cicatricielle. — Ulcère ancien du pylore. — Dilatation énorme. — Stase. — Guérison.

Mme R..., 43 ans, de Saint-Jean-de-Luz (Dr Guilbeau médecin traitant), Passé gastrique ulcéreux des plus nets avec melœna à trois reprises différentes.

Douleurs et vomissements. — Début remonte à 8 ans. Il y a eu plusieurs périodes de calme et d'exacerbation.

État actuel. — Vomissements tous les deux jours, très abondants avec débris alimentaires (choux, raisins) absorbés plusieurs jours à l'avance ; ces vomissements mettent fin pour quelques heures aux douleurs éprouvées par la malade qui provoque souvent ceux là par l'introduction des doigts dans le pharynx.

Dilatation énorme de l'estomac dont la grande courbure descend à 5 travers de doigt au-dessous de l'ombilic. Tension et ondulations épigastriques.

Amaigrissement très rapide. — Entre à la clinique du Dr Lafourcade le 1er janvier 1902.

Gastro-entérostomie postérieure le 2 janvier 1902 par le Dr Lafourcade, avec l'assistance du Dr Salesses, par le procédé de von Hacker. On trouve un rétrécissement très serré du pylore avec de la périgastrite adhésive.

Suites normales.

La malade quitte la clinique le 25° jour. Résultat thérapeutique parfait. La malade ne sent plus son estomac. Revue de temps en temps, son état ne laisse rien à désirer.

OBSERVATION II (*Inédite*)
(LAFOURCADE)

Rétrécissement cicatriciel du pylore. — Périgastrite. — Stase. — G. E. postérieure. — Guérison.

J. P., âgé de 47 ans (a eu comme médecin traitant le Dr Ladon décédé). Gastrorragies et melœna à plusieurs reprises depuis une dizaine d'années. Crises avec périodes de calme. Les symptômes du rétrécissement ont apparu il y a un an environ : constipation, douleurs après les repas, le malade provoque le vomissement en mettant un doigt dans la gorge, ce qui le soulage; vomissement aqueux le matin. Dilatation. Clapotage. Avec la distension gazeuse, l'estomac dépasse l'ombilic de deux travers de doigt.

G. E. P. le 28 janvier 1902 par le Dr Lafourcade avec l'assistance du Dr Salesses. On trouve une sténose et une périgastrite avec adhérences.

Suites aussi simples que possible. Le malade quitte la clinique le 15° jour et se remet complètement. Trois mois après l'opération, le malade a engraissé de 10 kilogrammes.

Il est actuellement très bien portant.

OBSERVATION III (*Inédite*)
(LAFOURCADE)

Sténose cicatricielle du pylore. — Ulcère remontant à cinq ans. — Dilatation énorme. — Etat général très mauvais. — Guérison.

Mlle B..., âgée de 23 ans, sans profession (Dr Pambrun de Bayonne, médecin traitant). Cette jeune fille présente des troubles gastriques remontant à cinq ans. Son état général est mauvais. Douleurs après les repas, vomissements aqueux et acides abondants à jeun. On apprend que de temps en temps apparaissait du mélœna par périodes de 8 à 10 jours. Les douleurs sont en broche. L'estomac est très dilaté, il descend de 4 à 5 travers de doigt au-dessous de l'ombilic. Clapotage à jeun. La malade raconte que dans les vomissements du matin, elle a observé des aliments absorbés la veille et plusieurs jours avant.

Devant ces symptômes, pensant à un rétrécissement du pylore, le Dr Lafoureade donne le repas d'épreuve qu'il a l'habitude de faire prendre, il consiste en bouillon, viande, pain et pruneaux cuits. Quatorze heures plus tard, la sonde ramène de la bouillie alimentaire et de l'épicarpe de pruneaux. Le diagnostic est donc certain.

A partir de ce moment, l'état de la malade va en empirant très rapidement. L'amaigrissement devient extrême en quelques jours.

Gastro entérostomie postérieure de von Hacker le 15 février 1902 par le Dr Lafoureade avec l'assistance des Drs Lasserre et Pambrun.

Le pylore est épaissi et induré surtout au niveau de son bord inférieur où l'induration a le volume d'une noix.

Suites opératoires satisfaisantes. Le 4e jour, l'estomac paraît embarrassé. Un lavage, ramène de la bile en grande quantité.

La convalescence est retardée par un état arthritique très grave de la malade contre lequel le Dr Pambrun fait des injections salines et applique des courants statiques.

Petit à petit, la malade finit par prendre le dessus et elle guérit complètement.

OBSERVATION IV (*Inédite*)
(LAFOURCADE)

Ulcère de la région du pylore. — Hémorragies à répétition. — Spasme du pylore. — Traitement médical insuffisant. — Gastro-entérostomie. — Guérison.

Mlle D..., ménagère, âgée de 37 ans, sans maladies antérieures, présente des signes d'ulcère du pylore depuis 5 ans. Douleurs survenant deux heures, ou deux heures et demi après les repas, durant trois ou quatre heures et se terminent quelquefois par des vomissements. En outre, à jeun vomissements aqueux et acides abondants. A 7 ou 8 reprises, hématémèses abondantes. Quelques périodes de calme. Le traitement médical bien dirigé, n'amène qu'une amélioration insignifiante.

Gastro-entérostomie postérieure le 3 mai 1902 par M. le Dr Lafourcade avec l'assistance du Dr Salesses. On trouve dans la région prépylorique, au niveau de la petite courbure une induration du diamètre d'une pièce de un franc qui est la marque de l'ulcère.

L'opération est suivie d'une amélioration considérable. A partir du cinquième jour, les bouillies et les laitages passent sans douleur.

La malade suit un régime pendant 6 mois, avec traitement alcalin, et après cette période, elle prend progressivement de tout. Actuellement, son état est parfait.

OBSERVATION V (*Inédite*)
(LAFOURCADE)

Sténose du pylore cicatricielle. — Gastro entérostomie postérieure. — Guérison.

Mme Monb..., de Laas-Moureau (Dr Labarthe-Coulocure, médecin traitant) est arrivée en juin 1902, pour des douleurs à l'estomac, s'accompagnant de vomissements. Elle a été soignée pour de la dyspepsie nerveuse. En l'examinant, on constate la distension de la région épigastrique due à la tension de l'esto- mac. En percutant l'estomac, on produit des contractions et des ondulations de sa surface.

Les antécédents sont ceux des crises douloureuses d'origine ulcéreuse.

Un repas d'épreuve administré le soir (bouillon, viande, pain, pruneaux cuits) est suivi, le lendemain matin, d'un lavage de l'estomac, qui ramène des débris alimentaires.

Gastro entérostomie postérieure de von Hacker, le 18 juin 1902, par le D\r Lafourcade, avec l'assistance du D\r Salesses et la présence du D\r Coulocuno.

On constate un rétrécissement cicatriciel du pylore des plus nets.

Suites opératoires parfaites.

Quitte la clinique le 15\e jour : la disparition des symptômes gastriques est complète.

OBSERVATION VI (*Inédite*)

(LAFOURCADE)

Sténose du pylore d'origine biliaire. — Péricholécystite calculeuse. Gastro-entérostomie postérieure. — Guérison.

Mme C..., 37 ans, de Bayonne (médecin traitant, D\r Betbedat) a eu de nombreuses crises de coliques hépatiques, pour les- quelles elle a fait trois saisons à Vichy. Depuis un an environ, signes d'intolérance gastrique, avec vomissements mis sur le compte de coliques hépatiques. Quand le D\r Lafourcade voit la malade, le 8 octobre 1903, elle présente, avec un état général très mauvais, une tuméfaction sous le foie, douloureuse. L'estomac est dilaté. La stase est évidente d'après la nature des vomissements. Il y a eu de la fièvre à grandes oscillations, 40° 2 et 40° 5, avec frissons et sueurs le 20 juillet, le 22 juillet et à la fin d'août.

Le Dr Lafourcade pense à un enclavement du pylore et du duodénum dans des adhérences de péritonite sous-hépatique d'origine biliaire, et pour parer aux accidents les plus graves, il propose la gastro-entérostomie, quitte à faire plus tard une intervention sur les voies biliaires.

Gastro-entérostomie postérieure le 25 octobre 1903, par le Dr Lafourcade, avec l'assistance du Dr Salesses.

L'opération montre le bien fondé du diagnotic. Il est difficile, par l'incision médiane, de reconnaître les organes, mais il y a sous le foie, allant jusqu'à la paroi abdominale où elle adhère, une masse fibreuse très étendue.

Suites opératoires normales.

L'alimentation devient rapidement possible et l'état général de la malade se relève. Elle quitte la clinique le 25e jour. Elle est revue deux mois plus tard, le 20 janvier 1905, et à la grande surprise du Dr Lafourcade, la masse trouvée au moment de l'opération, a considérablement diminué.

En mai, l'état est parfait. Une crise de colique hépatique en avril, sans complications.

OBSERVATION VII (*Inédite*)

(LAFOURCADE)

Ancien ulcère pylorique. — Rétrécissement du pylore et périgastrite. — Gastro-entérostomie postérieure. — Guérison.

Madame Dosp..., 45 ans, de Bayonne, a comme médecin traitant le Dr Dutournier, qui appelle le Dr Lafourcade auprès de sa cliente en mars 1903, pour des signes de sténose pylorique. Quatre ans auparavant, hématémèses très abondantes. Régime lacté pendant cinq mois. Douleurs en broche. Nouvelle hématémèse deux ans plus tard. Il y a six mois que les digestions deviennent pénibles, avec des douleurs survenant deux heures et demie après l'ingestion des aliments. Le Dr Dutournier a noté la tension épigastrique et les ondulations gastriques. Pas de vomissements. A l'examen, on sent dans la région pylorique, une tumeur du volume d'une petite mandarine.

Gastro entérostomie postérieure de von Hecker le 3 avril 1903, par le Dr Lafourcade, avec l'assistance des Drs Lasserre et Dutournier. La tumeur que l'on sentait est formée par de la périgastrite adhérente à la paroi abdominale. Estomac très dilaté.

Suites opératoires normales. Elle quitte la clinique le 25 avril. Il persiste, pendant quelque temps (3 mois et demie à 4 mois), de la pesanteur épigastrique après les repas, mais tout cela finit par se régulariser et l'état de la malade devient très satisfaisant. Actuellement, Mme D se porte très bien et la guérison est parfaite.

OBSERVATION VIII (*Inédite*)

(LAFOURCADE)

Ulcère sténosant du pylore. — Dilatation et stase. — Gastro-entérostomie postérieure. — Guérison.

Le sieur Fout..., cultivateur, âgé de 33 ans, présente des signes d'ulcère du pylore avec stase et douleur retardée ; hématémèses, vomissements, dilatation.

Gastro-entérostomie postérieure le 14 avril 1903, par le Dr Lafourcade, avec l'assistance du Dr Salesses. L'opération montre une sténose marquée du pylore qui ne reçoit pas le doigt coiffé des parois de l'estomac.

Les suites opératoires furent troublées par des vomissements de bile en quantité considérable. Des lavages de l'estomac furent pratiqués pendant une semaine. Petit à petit, ce reflux de la bile dans l'estomac disparut et Fout... quitta la clinique en bon état, 20 jours après l'opération.

OBSERVATION IX (*Inédite*)
(LAFOURCADE)

**Rétrécissement du pylore. — Périgastrite. — Gastro-entéros-
tomie postérieure. — Guérison.**

Pro..., 56 ans, des .... (Landes). Médecin traitant,
Dr Bernis-Lasserre. Souffre de l'estomac depuis une quinzaine
d'années et déclare qu'il n'a, depuis, jamais eu un jour de
bon. Hématémèses fréquentes et melœna. Souffre beaucoup
plus depuis deux ans et, depuis 5 mois, il vomit presque tous
les jours. Pour calmer ses douleurs, il provoque ses vomissements en introduisant les doigts dans le fond de la bouche.

État actuel. — L'état général est aussi mauvais que possible.
Amaigrissement, estomac très dilaté, clapotage, ondulations
épigastriques, constipation opiniâtre.

Le diagnostic de sténose étant absolument certain, sans
sondage de l'estomac, l'opération est décidée.

Gastro-entérostomie de von Hacker, le 9 juin 1903, par le
Dr Lafourcade, avec l'assistance du Dr Salesses en présence du
Dr Bernis-Lasserre. L'opération est bien supportée. Injections
salines matin et soir pendant deux jours. Deux vomissements
de bile. Alimentation d'abord liquide puis demi-solide. Eau de
Vichy artificielle, qui régularise très bien les selles.

Il a quitté la clinique pouvant manger de tout sans souffrir.
Quelque temps après l'opération, Pr... prend des habitudes
d'intempérance et il se saoûle deux ou trois fois par semaine.
« Il veut, dit-il, rattraper le temps perdu ». Les excès amènent
chez lui, en 1906, trois ans environ après l'opération des signes
de cirrhose alcoolique.

OBSERVATION X (*Inédite*)
(LAFOURCADE)

**Ulcère du pylore. — Spasme. — Dilatation et vomissements.
Gastro-entérostomie postérieure. — Guérison.**

Le sieur Foub..., cultivateur, âgé de 44 ans, de Saint-Pée sur-

Nivelle, vient trouver le Dr Lafourcade, en mai 1903, pour des douleurs d'estomac très violentes, commençant deux heure après les repas et ayant une durée de une heure à une heure et demie. Elles acquièrent leur maximum d'intensité une demi-heure après leur début. Elles se terminent quelquefois, mais non toujours, par des vomissements. Toutes les médications essayées depuis neuf mois sont sans effet, et le lait lui-même, avec du bicarbonate de soude, donne lieu à des accidents spasmodiques. On essaye le traitement classique : lait, cocaïne, morphine, bicarbonate de soude à hautes doses. Ce traitement n'amenant aucune amélioration, le malade accepte l'opération qu'on lui propose. L'estomac est dilaté ; il n'y a pas de stase.

Gastro-entérostomie postérieure le 14 juin 1903, par le Dr La-fourcade. Ulcère du pylore sur la face antérieure et gagnant le bord inférieur où l'on sent un épaississement très net.

Suites très simples. Le soir même de l'opération, le malade est trouvé levé, assis dans son fauteuil et fumant une cigarette. Il est alimenté graduellement et il quitte la clinique du Dr La-fourcade, le 15e jour, en très bon état. Son propriétaire, qui est docteur, donne des nouvelles le 15 novembre. Il n'a jamais souffert depuis l'opération.

OBSERVATION XI (*Inédite*)
(LAFOURCADE)

Ulcère et spasme du pylore. — Inefficacité du traitement médical. — Gastro-entérostomie. — Guérison.

Sœur Marie Ez..., 23 ans, de Notre-Dame du Refuge d'An-glet. Médecin traitant, le Dr Lassorre. Les signes d'ulcère du pylore sont certains. Spasmes retardés après les repas. Vomis-sements aqueux et abondants à jeun. Intermittence des acci-dents. Il y a un an et demi que la Sœur Marie Ez... suit un traitement très régulier sans la moindre amélioration.

Gastro-entérostomie postérieure le 19 juillet 1903, par le

Dr Lafourcade, avec l'assistance du Dr Salesses, en présence du Dr Isla (de Madrid) et du Dr Pezzer (de Paris).

Ulcère à bords épais de la région prépylorique. Quelques granulations non indurées autour, peut-être qu'il s'agit d'un ulcère tuberculeux ? Les suites opératoires sont simples. Pendant une dizaine de mois, on fait suivre à la malade le régime de l'ulcère de l'estomac, et tous les symptômes grastriques disparaissent.

Cette malade a succombé en mai 1907, quatre ans après l'opération, à de la tuberculose pulmonaire.

OBSERVATION XII (*Inédite*)

(LAFOURCADE)

Ulcère du pylore. — Hématémèses à répétition. — Douleurs très vives. — Traitement médical ne donne rien. — Gastroentérostomie postérieure. — Guérison.

M. Da..., employé, 33 ans, de Dax, a le Dr Bourretère comme médecin traitant.

Antécédents : Souffre de l'estomac depuis une dizaine d'années. A eu quatre hématémèses, mais le symptôme dominant a été la douleur. Il a été soigné par le Dr Bourretère, puis par le Dr Mathieu, à l'hôpital Andral. Les traitements au bismuth, aux alcalins, à la glycérine n'ont amené qu'une amélioration passagère. Après six mois de traitement, sous la direction du Dr Mathieu, il revient à Dax en janvier 1903.

État actuel. — Les douleurs après l'absorption du lait, sont très vives. Les bouillies ne sont pas mieux supportées. « Aucun traitement ne m'a amélioré, dit le malade, ou si peu, que cela ne compte pas. » Le maximum de la douleur, à la pression, siège au niveau du pylore. Il existe un autre point douloureux, à gauche de la ligne médiane, dans le voisinage du cardia. A jeun, de temps en temps, vomissements aqueux.

Gastro-entérostomie postérieure le 12 août 1903, par le Dr Lafourcade, avec l'assistance du Dr Salesses. On trouve, au

niveau du pylore, un ulcère très net s'accompagnant d'épaississement, d'où un peu de sténose du pylore et, en outre, un
peu d'ulcère au niveau de la petite courbure.

Les suites opératoires furent simples et le malade quitta la
clinique le 20° jour. Il fut très amélioré pendant quelque temps,
mais il ne voulut pas se soumettre au régime, et fit pas mal
d'excès de boisson.

En décembre 1906, soit 3 ans et demi après l'opération, il
revient trouver le D' Lafourcade avec des douleurs très vives
et des signes de périgastrite considérable. Son état paraissait
trop grave pour tenter quelque chose et il mourut en février
1907.

OBSERVATION XIII (*Inédite*)
(LAFOURCADE)

**Rétrécissement annulaire du pylore suite d'ulcère. — Dilatation
et stase. — Gastro-entérostomie. — Guérison.**

Lab..., âgé de 29 ans, est en traitement à l'hôpital de Dax,
depuis un mois et demi, pour des vomissements alimentaires.
Dilatation de l'estomac, qui dépasse, de cinq travers de doigt,
l'ombilic. Clapotage, constipation. Passé d'ulcère : une hématémèse quatre ans auparavant. Malade très émacié.

Gastro-entérostomie à l'hôpital de Dax, par le D' Lafourcade,
avec l'assistance du D' Bourretère, en présence des autres
médecins de l'hôpital. On trouve un anneau fibreux entourant
tout le pourtour du pylore et n'admettant pas le petit doigt.

Suites opératoires normales.

Le résultat est parfait. Ce jeune homme est au service du
D' Mora, de Dax, et il est très bien portant.

OBSERVATION XIV (*Inédite*)
(LAFOURCADE)

**Ulcère du pylore. — Périgastrite avec des signes de sténose.
Gastro entérostomie postérieure. — Guérison.**

Diras..., cultivateur, 42 ans, présente depuis huit ans des si-

gnes d'ulcère (douleurs, melœna). Il y a deux ans qu'il sent
que les digestions deviennent pénibles, avec pesanteur et
lourdeur. Quand le Dr Lafourcade le voit en 1904, il présente
de la dilatation, du péristaltisme avec ondulations et il vomit les
aliments absorbés depuis la veille. Le diagnostic étant évident,
l'opération est décidée.

Gastro entérostomie postérieure le 3 septembre 1904, par le
Dr Lafourcade, avec l'assistance du Dr Salesses.

Suites opératoires simples. Le malade sort de la clinique le
22 septembre, sans souffrir et sans vomir.

OBSERVATION XV (Inédite)

(LAFOURCADE)

**Ulcère sténosant du pylore. — Hématémèse et stase. — Etat
très grave. — Gastro-entérostomie. — Guérison.**

M. Mont..., employé des douanes, 36 ans, est soigné par le
Dr Dutournier, pour des accidents de sténose du pylore. Trois
ans auparavant, hématémèse très abondante, qui avait failli
emporter le malade et pour laquelle il avait été soigné par le
Dr Lebœuf par le traitement classique. Après sept mois de
régime lacté, il reprend peu à peu l'alimentation. Il se croit
complètement guéri, lorsqu'en mars 1905, il est repris d'une
nouvelle hématémèse. Le Dr Dutournier le soumet au régime,
mais l'estomac se ballonne facilement et, de temps en temps,
surviennent des vomissements aqueux.

L'estomac est dilaté. Clapotage, ondulations, constipation,
les crises deviennent plus fréquentes et les douleurs plus fortes ;
le malade se décide à l'opération.

Gastro entérostomie le 13 mai 1905, par le Dr Lafourcade, en
présence des Drs Dutournier et Lasserre. Trois jours auparavant, au moment où on allait l'opérer, le malade était pris d'une
hématémèse très forte, qui fit remettre l'opération. La veille
au soir, le Dr Lafourcade fait une évacuation de l'estomac par

la sonde, et retire trois litres à trois litres et demi d'un liquide marc de café.

A l'opération, on trouve, à côté d'un pyloro très épaissi et induré, un ulcère sur la petite courbure.

Suites opératoires parfaites, le malade se levant dès le 2ᵉ jour. Le 3ᵉ jour, selle noirâtre. Engraisse rapidement, suit un régime prolongé. Augmentation de poids en 5 mois : 15 kilogrammes.

Un an et demi après l'opération, il fait de la tuberculose pulmonaire (bacilles dans les crachats) ; le Dʳ Dutournier l'envoie au Sanatorium de Cambo. M. Mont.. a pu suivre un traitement de suralimentation des plus énergiques, grâce auquel il a guéri sa tuberculose.

Il est en ce moment très bien portant.

OBSERVATION XVI (*Inédite*)
(LAFOURCADE)

Ulcère cicatrisé du pylore. — Dilatation et stase. — Gastroentérostomie postérieure. — Guérison.

Henri Gar..., âgé de 52 ans, employé de commerce, a des troubles dyspeptiques depuis l'âge de 25 ans. Il a commencé par des douleurs tardives et a eu une hématémèse à 26 ans. Depuis lors, il a eu des alternatives de crises et d'amélioration, mais depuis deux ans, sa situation va en empirant et, quand il se présente au mois de juin 1905, il présente des signes indiscutables de sténose.

Gastro entérostomie postérieure le 3 juin 1905, par M. le Dʳ Lafourcade, avec l'assistance de M. le Dʳ Salesses. L'opération donne un résultat parfait, et le malade est radicalement guéri depuis cette époque.

OBSERVATION XVII (*Inédite*).
(LAFOURCADE)

Ulcère ancien avec hématémèses à répétition. — Douleurs retardées. Gastro entérostomie postérieure. — Guérison.

Curut... âgé de 33 ans, journalier, habitant Saint Sébastien

(Espagne) vient en septembre 1905 pour douleurs d'estomac remontant à cinq ans, avec des hématémèses. Les douleurs surviennent une heure et demie à deux heures après le repas, et les hématémèses peu abondantes surviennent tous les deux ou trois mois avec assez de régularité.

Ce malade qui a besoin de travailler et qui ne peut sans cesse se soigner, demande lui-même à être opéré « parce que dit-il, il connaît deux des anciens opérés du Dr Lafourcade, guéris par lui. »

Gastro-entérostomie postérieure le 17 septembre 1905. On trouve un ulcère prépylorique avec induration de ses bords.

Suites parfaites. Le malade sort guéri le 5 octobre. Le Dr Lafourcade le revoit de temps en temps, et la guérison ne s'est pas démentie. Il s'alimente comme tout le monde.

OBSERVATION XVIII (*Inédite*).

(LAFOURCADE)

Ulcère du pylore et adhérences sous hépathiques. — Gastro-entérostomie postérieure. — Guérison.

Fait..., âgé de 35 ans, manœuvre, éthylique, est en traitement à l'hôpital de Dax pour une affection gastrique. M. le Dr Lafourcade le voit le 1er octobre 1905 avec le Dr Bourretère. Il présente depuis trois ans des crises intermittentes de douleurs retardées. Mais les symptômes dominants sont les vomissements aqueux et acides à jeun et d'une grande abondance.

Soupçonnant un ulcère du pylore, M. le Dr Lafourcade fait donner un repas d'épreuve et le cathétérisme pratiqué 14 heures plus tard, montre que l'estomac ne se vide pas. La sonde ramène en outre, une cuvette de résidu liquide.

Gastro entérostomie à l'hôpital de Dax, le 6 octobre 1905 par le Dr Lafourcade. On trouve un ulcère du pylore, et en outre, des adhérences fixant le pylore sous le foie et semblant couder le duodénum.

Suites opératoires et thérapeutiques parfaites. En novembre 1907, Fait... est en très bon état.

OBSERVATION XIX (*Inédite*).

(LAFOURCADE)

Ulcère du pylore, hématémèses. Spasme du pylore, état très grave. — Gastro-entérostomie de von Hacker. — Guérison.

M. Sugr..., 50 ans, bijoutier de Madrid, est soigné à Saint-Sébastien par le Dr Vic. Passé gastrique, hémorragique et douloureux depuis huit ans, avec de longues périodes de calme. Quatre hématémèses importantes, en 1897, en 1899, en 1903 et en 1904. Vu à Vichy en septembre et au retour au mois d'octobre, il est pris d'une cinquième hématémèse très grave. Il est alors en état d'anémie aiguë et présente des signes de spasme du pylore tardif (Syndrome pylorique). Douleur à la pression au niveau du pylore. L'état du malade est très grave. Le Dr Lafourcade conseille quelques injections de sérum, le régime lacté et des bouillies légères et la gastro entérostomie dès que l'état du malade le permettra.

Gastro-entérostomie de Von Hacker le 10 novembre 1905 par le Dr Lafourcade avec l'assistance du Dr Salesses et en présence du Dr Blazy (de Saint-Jean-de-Luz).

L'estomac n'est pas dilaté, on trouve près du pylore et de la petite courbure un ulcère de la dimension d'une pièce de 5 francs gagnant la face antérieure du pylore, ulcère qui est très épais. L'opération est assez difficile parce que l'estomac vient difficilement en dehors.

Suites normales sauf deux ou trois vomissements de bile le 5e, le 6e et le 7e jour. Il quitte le 20e jour la clinique du Dr Lafourcade qui lui conseille un régime prolongé de bouillies, de pâtes alimentaires, de purées et d'eau de Vichy artificielle. (bicarbonate de soude, phosphate de soude, sulfate de soude).

De temps en temps, M. Sugr... a des renvois dus sans doute

à la présence d'un peu de bile dans l'estomac. Après 6 mois, ce petit inconvénient disparaît complètement.

Actuellement, M. Sag... va très bien. L'état général ne laisse rien à désirer. Vu en décembre 1907 à l'occasion d'une opération faite à sa femme, le Dr Lafourcade a pu constater que son état ne laisse rien à désirer.

OBSERVATION XX (*Inédite*).
(LAFOURCADE)

Rétrécissement cicatriciel du pylore. — Périgastrite. — Cachexie extrême. — Malade opéré in extrémis. — Guérison.

Las..., 30 ans, de Herm à l'hôpital de Dax où il est soigné par le Dr Bourretère, est dans un état lamentable. Il a un passé d'ulcère du pylore certain et les signes de sténose très serrée avec stase sont évidents. Le malade est réellement moribond, avec un pouls à peine frappé, à 120. Le faciès est décoloré, les joues saillantes, les yeux excavés.

On fait au malade une injection de 1000 c. c. de sérum et une gastro-entérostomie d'urgence, séance tenante.

Opération le 18 novembre 1905 par le Dr Lafourcade avec les Drs Bourretère et Labattut. Sérum pendant l'opération, avec en plus, des injections d'huile camphrée et de caféine.

On trouve un pylore très épaissi, entouré d'adhérences. Le résultat de l'opération a été remarquable. Il fallait, les jours suivants, surveiller le malade qui se levait et allait prendre les aliments de ses voisins. Un mois après, le malade était méconnaissable ; trois mois après, augmentation de poids de 16 kilog. Le 27 décembre 1907, le Dr Lafourcade a eu de ses nouvelles, l'état du malade est parfait.

OBSERVATION XXI (*Inédite*).

(LAFOURCADE)

Ulcère de la face postérieure de l'estomac avec énorme périgastrite. — Gastro-entérostomie de Kocher. — Guérison. — Les douleurs reviennent sept mois plus tard. — Jéjunostomie. — Mort par hémorragie gastrique.

M. Ser, 51 ans, de Saint-Etienne-de-Bagorry, est amené par le Dr Etcheverry pour des signes d'ulcère de l'estomac avec douleurs excessives remontant à plusieurs années et survenant par crises. Le traitement médical, qui jusqu'à ces derniers temps, arrivait à le soulager, ne donne plus aucun résultat, et malgré le régime lacté et les alcalins à hautes doses, les douleurs sont intolérables.

Gastro-entérostomie le 25 novembre 1905 par le Dr Lafourcade. L'estomac est rétracté. Il est impossible de le retourner pour faire une gastro-entérostomie postérieure. Il est fixé au panchréas par des adhérences qui forment une tumeur véritable du volume du poing.

L'antérieure par le Wolfler n'est pas possible non plus. L'estomac tient tellement, en arrière, que l'on ne peut l'amener au dehors pour faire un pli et opérer avec sécurité. Le Dr Lafourcade se rabat sur le procédé de Kocher qui se fait sur la grande courbure.

Opération bien supportée. Les douleurs diminuent beaucoup dès le troisième jour et le malade quitte la clinique le 15e jour satisfait. Il suivra longtemps le régime indiqué.

En juin 1906, les douleurs reviennent aussi fortes que par le passé. Rien ne soulage ce malade qui demande à grands cris une nouvelle opération.

Il a de l'ictère.

Le 12 août 1906, le Dr Lafourcade lui fait une nouvelle laparotomie. Il existe une périgastrite considérable qui fixe la paroi postérieure et la petite courbure aux parties voisines.

Jéjunostomie par laquelle on nourrira le malade pour mettre

l'estomac au repos complet. L'opération a été bien supportée et l'alimentation se fait régulièrement.

Cinq jours après l'opération, énorme hémorragie gastrique de sang noir (Ulcération de la veine splénique), et le malade meurt en quelques instants.

OBSERVATION XXII (*Inédite*).

(LAFOURCADE)

Sténose, suite d'ulcère. — Adhérences péripyloriques. — Stase. — Gastro-entérostomie. — Guérison.

Etch..., propriétaire des environs de Pau, âgé de 50 ans, présente des signes d'ulcère ancien depuis une quinzaine d'années (douleurs et hématémèses). Quand il vient en 1906, il présente des vomissements gastrosuccorrhéiques abondants avec des résidus alimentaires. Le repas d'épreuve montre une stase évidente.

Gastro-entérostomie postérieure, par le Dr Lafourcade, avec l'assistance du médecin-major Salesses.

On trouve un pylore épaissi et des adhérences fixant le pylore au-dessus du foie. L'estomac est dilaté.

Suites normales. Résultat thérapeutique, complet.

OBSERVATION XXIII (*Inédite*).

(LAFOURCADE)

Sténose du pylore avec stase. — Signes d'ulcères il y a 7 ans. — Période ultérieure parfaite. — Gastro-entérostomie. — Guérison.

M. Duc..., entrepreneur, 62 ans, habitant Ustaritz, médecin traitant, Dr Souberbielle. Il est adressé en avril 1906, avec le diagnostic probable de cancer du pylore, et soigné depuis quelques jours par le Dr Souberbielle pour des symptômes d'intolé-

rance gastrique, de vomissements abondants et de dépérisse-
ment très rapide. Sept ans auparavant, le malade avait présenté des hématémèses qui avaient nécessité le régime lacté
pendant trois mois. A la suite de ce traitement, le malade se
trouve complètement guéri pendant six ans, puis il y a un an
environ, il ressent quelques douleurs tardives deux à trois heures après les repas. Il vomit des glaires le matin et il est
constipé.

Gastro-entérostomie postérieure de von Hacker le 8 avril
1906 par le Dr Lafourcade avec l'assistance du Dr Salesses en
présence du Dr Souberbielle.

Le pylore est très épaissi, dans une étendue de 4 à 5 centimètres au niveau de son bord supérieur. Le diagnostic de cancer
est probable. La pylorectomie est contre indiquée par suite
d'adhérences en arrière.

Suites opératoires parfaites. La marche de l'affection montre
que l'on a eu à faire à un ulcère calleux avec de la périgastrite.
Il y a 21 mois que D... est opéré et il va très bien. Son état
général est florissant, et il ne souffre plus de l'estomac.

OBSERVATION XXIV (*Inédite*).

(LAFOURCADE)

**Sténose du pylore. — Stase avec dilatation. — Hypertrophie du
pylore. — Linite ? — Mort par insuffisance hépatique.**

Le commandant Le G..., âgé de 51 ans, de Bayonne, est soigné par les Drs Salesses et Jaubert. Il ne présente aucun passé
gastrique mais de la congestion du foie gagnée en Algérie (plusieurs saisons à Vichy) lorsqu'au début de mars 1906, à la suite,
dit-il, d'un refroidissement, il est pris d'un vomissement alimentaire. A partir de ce moment, les digestions deviennent dif-
ficiles et il vomit tous les jours ou tous les deux jours. Il recon-
naît dans les vomissements qui succèdent à de vives douleurs,
des débris d'aliments absorbés la veille. L'état général s'aggrave

très vite et l'amaigrissement fait de rapides progrès. A la fin du mois, le commandant Le G... ressent même une soif ardente que rien ne peut calmer.

Le Dr Lafourcade voit le malade en consultation avec un confrère de l'armée le 8 avril. Devant cette marche rapide du rétrécissement, l'absence de passé gastrique, tous les deux croient à un néoplasme annulaire du pylore à marche rapide et l'opération est proposée.

Pour plus de sécurité, on donne le soir un repas d'épreuve. Le lendemain matin, quatorze heures plus tard, sans que la sonde soit nécessaire, ce repas est rendu au complet, noyé dans de la gastro-succorrhée.

Le diagnostic de sténose étant certain, l'opération est décidée. Gastro-entérostomie le 12 avril 1906 par le Dr Lafourcade avec l'assistance des Drs Salesses et Jaubert, après injection de sérum.

Le pylore, amené au dehors, est très épaissi. Sa consistance est celle du cancer. Le petit doigt ne peut le franchir. Il semble qu'il s'agit d'une énorme hypertrophie des fibres musculaires. Peut-être s'agit-il de linite.

L'opération, très rapidement menée est bien supportée et elle n'a donné lieu à aucun incident. Mais les suites opératoires ne sont pas celles que l'on espérait. A partir du 3e jour, il y a des vomissements hématiques. Pas de fièvre, pouls parfait, ventre souple. Pas le moindre signe de péritonite. Un lavage de l'estomac amène une détente marquée. Mais le soir même, il y a de l'ictère, la région du foie est sensible, les urines sont sanguinolentes et l'agitation est extrême. Le lendemain soir, le malade tombe dans le coma où il y reste quarante-huit heures. Il y a de temps en temps des régurgitations sanguinolentes et le malade succombe le 7e jour après l'opération.

Quelle est la nature de ces accidents ? Il paraît difficile d'incriminer directement la gastro entérostomie elle-même, et le Dr Lafourcade s'est demandé si ce malheureux malade n'a pas succombé aux suites d'une altération hépatique d'origine chloroformique, le foie étant prédisposé par les lésions antérieures,

OBSERVATION XXV (*Inédite*)
(LAFOURCADE)

Ulcère pylorique. — Vomissement de sang et vomissements alimentaires. — Gastro-entérostomie. — Guérison.

Dut... marin, âgé de 33 ans, éthylique, vient consulter le Dr Lafourcade en mai 1906 pour des vomissements de sang qui ont succédé à des vomissements survenant à jeun. Ces derniers datent de 7 ou 8 ans, et les vomissements de sang ont apparu il y a deux ans, pour se renouveler il y a un an et en avril 1906.

Douleur épigastrique commençant une heure après les repas et ayant une durée égale. Il vomit les aliments de temps en temps et a encore du méloena. Il a suivi à plusieurs reprises un traitement médical avec du chlorure de calcium (3 fois par jour) sans résultat bien appréciable.

Gastro-entérostomie postérieure le 8 mai 1906 par le Dr Lafourcade avec l'assistance du Dr Salesses.

Suites opératoires normales. Quitte la clinique le vingtième jour, on lui recommande le régime et l'abandon de toute habitude d'intempérance.

On n'a plus eu de ses nouvelles.

OBSERVATION XXVI (*Inédite*)
(LAFOURCADE)

Sténose pylorique. — Ulcère prépylorique. — Prédominance des phénomènes douloureux. — Gastro-entérostomie. — Guérison.

Ar..., 37 ans, employé de commerce de Saint-Sébastien est soigné par le Dr Vic. Il souffre de l'estomac depuis six ans environ. Ni hématémèse ni méloena. Mais douleurs retardées, d'une intensité extrême, contre lesquelles le traitement médical a été sans influence. Constipation. Dès qu'il quitte le régime lacté auquel il est condamné depuis un an et demi, les douleurs le reprennent. Il accepte l'opération.

Gastro entérostomie, le 11 juin 1906, par le Dr Lafourcade avec l'assistance du Dr Salesses en présence des Drs Jaubert et Roemet.

On trouve un pylore épais et scléreux, et dans la région pré pylorique, près du bord supérieur, un ulcère de la dimension d'une pièce de un franc.

Suites normales. Reprend petit à petit l'alimentation. Suit pendant six mois un régime avec : bouillies, purées, bicarbo. nate de soude et eau de Vichy artificielle.

Il va bien et le Dr Lafourcade le revoit de temps en temps à Saint Sébastien en bon état.

OBSERVATION XXVII (*Inédite*)

(LAFOURCADE)

Rétrécissement du pylore avec périgastrite. — Gastro-entérostomie. — Guérison.

M. B.., 44 ans, d'Irun, employé aux wagons-lits, est soigné par le Dr Vic (de Saint-Sébastien). Souffre de l'estomac depuis deux ans, soi-disant de coliques hépatiques. A fait une saison à Chatel-Guyon où on a songé chez lui à de la sténose du pyloro.

Il vient en juin 1906 à la clinique, et il présente des signes de sténose que confirment un repas d'épreuve.

Gastro-entérostomie le 30 juin 1906 par le Dr Lafourcade avec l'assistance du Dr Salesses. Sténose fibreuse et périgastrite qui ressemble à un néoplasme.

Suites très satisfaisantes. Un an plus tard le malade allait très bien, il avait engraissé de onze kilos depuis l'opération.

OBSERVATION XXVIII (*Inédite*)
(LAFOURCADE)

Ulcère calleux du pylore. — Dilatation. — Stase. — Etat cachectique — Gastro-entérostomie postérieure. — Guérison.

M. Lac... 53 ans, propriétaire, de Lit-et-Mixe (Landes), est adressé par le Dr Précastaing (de Dax) pour des signes de sténose du pylore. Le diagnostic se fait en entendant l'histoire du malade : Vomissements tous les deux jours, abondants, de grandes quantités de liquides dans lequel nagent des débris alimentaires. Constipation. Il ne souffre de l'estomac que depuis deux ans. L'état général est très mauvais. L'estomac est très dilaté. L'examen ne permet pas de sentir la moindre tumeur. Gastro-entérostomie le 12 septembre 1906 par le Dr Lafourcade (Avec l'assistance du Dr Croste).

Opération très simple. Le pylore est très épaissi et adhérent aux parties voisines. Le diagnostic de cancer est douteux.

Suites normales. Il quitte la clinique le dix-huitième jour en bon état. Il mange bien. Le Dr Précastaing apprend en octobre 1907 que l'opéré se porte très bien. Il ne s'agissait donc pas de cancer suivant les plus grandes probabilités.

OBSERVATION XXIX (*Inédite*)
(LAFOURCADE)

Rétrécissement sous-pylorique, duodénal. — Dilatation de l'estomac. — Stase. — Vomissements bilieux. — Gastro-entérostomie. — Guérison.

M. l'abbé Sance-M..., 56 ans, de Bayonne, est soigné par le Dr Dutournier. Il a présenté pendant l'hiver 1905 des symptômes de paraplégie, des signes de névrite périphérique avec des douleurs en ceinture. Comme à ce moment là le Dr Dutournier trouvait dans la région testiculaire une tuméfaction, il pensait à une métastase dans la colonne vertébrale avec paraplégie et compression des racines postérieures. Mais, comme le malade avait eu au préalable des crises de colique hépatique très franches, et que de temps en temps il présentait de la fièvre hépatalgique (frissons, sueurs, fièvre), on pouvait se demander s'il ne s'agissait pas d'une infection biliaire avec symptômes nerveux concomitants.

Et de fait, la paraplégie et les signes de névrite s'amendèrent petit à petit et disparurent.

Mais en même temps, des signes d'intolérance gastrique et des vomissements alimentaires, survinrent en mai. En juin, vomissements très abondants avec des crises absorbées deux ou trois jours auparavant. Le malade est vu de nouveau à ce moment. Repas d'épreuve en juillet 1906. Le sondage de l'estomac, fait à jeun, ramène une bouillie alimentaire importante et le repas d'épreuve est rendu presque en entier. Cette expérience est renouvelée une seconde fois. Elle est de nouveau concluante. L'estomac est fortement dilaté. L'état général ne devient pas cependant mauvais.

Gastro entérostomie le 10 juillet 1906 par le Dr Lafourcade, avec l'assistance des Drs Lasserre et Dutournier. On trouve au dessous du pylore, sous le duodénum un anneau de tissu fibreux des plus nets.

Suites simples. L'estomac se vide complètement comme l'on peut s'en assurer le quinzième jour par un sondage. L'opéré quitte la clinique le vingtième jour. Il peut reprendre en novembre ses fonctions de professeur. De temps en temps il sent un peu de bile dans l'estomac. Quelques lavages font tout rentrer dans l'ordre et les digestions se font bien.

En août 1907, treize mois après la gastro-entérostomie, M. l'abbé Sainte-M... revient. Il a un énorme cancer massif du foie. L'estomac fonctionne très bien. Il succombe en septembre 1907.

Cette observation est publiée ici bien que l'on puisse se demander s'il ne s'agissait pas d'un cancer duodénal avec localisation secondaire au foie. Nous croyons que nous avons à faire à une coïncidence : Rétrécissement du duodénum et cancer massif du foie ultérieur. On sait d'ailleurs que le cancer massif du foie est presque toujours primitif.

OBSERVATION XXX (*Inédite*)
(LAFOURCADE)

Rétrécissement pylorique. — Spasme. — Dilatation et stase. — Etat de dénutrition très grave. — Gastro-entérostomie. — Guérison.

M. Ven..., 51 ans ébéniste de Mauléon (médecin traitant, le Dʳ Hengas. Souffre de l'estomac depuis une dizaine d'années. Avait au début des périodes de calme. Crises intermittentes de gastrosuccorrhée. Une seule hématémèse il y a six ans.

Actuellement l'état de M. Ven... est très grave. Il souffre continuellement et ne trouve de soulagement que dans des lavages incessants (5 à 6 lavages par 24 heures).

Amaigrissement effrayant. 80 kilos poids normal. Il est de 42 kilos seulement. Dilatation très grande. Ondulations épigastriques. Stase.

Le diagnostic de sténose est certain.

Gastro-entérostomie le 25 octobre 1903 par le Dʳ Lafourcade avec l'assistance du Dʳ Croste. On trouve au niveau du pylore une induration de forme triangulaire dont la base répond à son bord inférieur et dont le sommet est très rapproché du bord supérieur.

C'est par le canal très étroit laissé au dessus de cette induration que se fait le vidange de l'estomac.

Opération terminée en 25 minutes.

Suites parfaites. Le malade quitte la clinique le vingtième jour. Il s'alimente très sérieusement. Son appétit est difficile à satisfaire. Il engraisse très rapidement et quand il est revu, cinq mois plus tard, il a engraissé de 23 kilos. Il se porte aussi bien que possible et son état ne laisse rien à désirer... et il a eu un huitième enfant dix mois après l'opération ! !

OBSERVATION XXXI (*Inédite*)

(LAFOURCADE)

Sténose pylorique d'origine cicatricielle. — Adhérences au dessous du foie et du côlon transverse. — Gastro-entérostomie.— Guérison.

Etch... cultivateur, 50 ans, vient en novembre 1906 pour des symptômes de sténose manifeste, avec un passé d'ulcère très ancien. Au moment où il arrive, il a du melœna, ce qui prouve l'existence d'un ulcère encore en évolution.

Gastro-entérostomie le 8 novembre 1906, par le D⟨r⟩ Lafourcade (von Hacker). On trouve un pylore très épaissi, adhérent au foie et au gros instestin.

Suites parfaites. Régime à suivre longtemps. Les phénomènes de sténose ont disparu et le melœna avait cessé à partir du troisième jour après l'opération.

OBSERVATION XXXII (*Inédite*)

(LAFOURCADE)

Ulcère du pylore.— Spasme.- Névropathie.— Gastrosuccorrhée.— Gastro-entérostomie. — Guérison.

Fab..... âgé de 23 ans, cultivateur, est soigné par le D⟨r⟩ Laraïdy (de Hasparren) pour des symptômes de dyspepsie. Il éprouve après les repas une douleur très vive avec retentissement dans le dos et l'épaule, d'une durée de une à deux heures. Melœna six mois auparavant. Ce malade est vu en mars 1906 et le D⟨r⟩ Lafourcade lui ordonne le traitement classique : lait, bouillies, bicarbonate de soude.

Ce traitement n'améliore pas le malade et il présente en mai, juin, et juillet des vomissements gastrosuccorrhéiques sans résidus alimentaires.

En Novembre, ces vomissements réapparaissent. L'état général du malade laisse beaucoup à désirer. Il est dans un état de dépression très grande.

Gastro-entérostomie le 27 Novembre 1906 par le Dr Lafourcade avec l'assistance du Dr Croste. Ulcère et induration du pylore. Suites normales. Le malade sort 15 jours après l'opération. Il est très amélioré.

Le Dr Lafourcade le revoit quelque temps plus tard en mai 1907. Il ne souffre plus de l'estomac mais l'asthénie est assez prononcée. Il lui fait prendre des douches tous les jours, et elles ont un effet utile.

OBSERVATION XXXIII (*Inédite*)

(LAFOURCADE)

Ulcère ancien du pylore. — Crises de Gastrosuccorrhée et de douleurs retardées. Gastro-entérostomie. — Guérison.

Marie C..... cuisinière âgée de 45 ans, souffre de l'estomac depuis quatorze ans. Elle a été soignée à cette époque par le Dr Dutournier qui soupçonna un ulcère de l'estomac. Les hémorragies manquèrent et elles n'ont d'ailleurs jamais été remarquées. Marie C... est au service du Dr Lafourcade depuis une dizaine d'années. Elle avait des migraines fréquentes et des crises de vomissements aqueux très abondants si bien qu'elle a été longtemps soignée pour des crises d'hyperchlorhydrie chez une nerveuse.

Mais l'état allait toujours en empirant. Après un mois et demi ou deux mois de calme, survenaient des vomissements aqueux et la malade en était venue à suivre un régime constant.

En janvier 1907, survinrent des vomissements à jeun. Gastrosuccorrhée.

Le Dr Lafourcade songe alors à la possibilité d'un ulcère du pylore avec sténose et examine la malade à ce point de vue.

L'examen et la nature des vomissements l'assurent du bien fondé de cette façon de penser et la gastro-entérostomie est proposée.

Gastro-entérostomie le 5 avril 1907, par le Dr Lafourcade avec le Dr Croste comme assistant. On trouve un pylore fibreux et dur surtout au niveau de son bord inférieur.

Suites normales. Le 8e jour, un vomissement bilieux pour lequel on fait un lavage de l'estomac, un lavage le lendemain, et tout rentre dans l'ordre. Pendant trois mois cette opérée va très bien. Puis, elle commence à être incommodée par de la bile. Lavages. Amélioration.

En novembre nouvelle crises de bile. Les lavages permettent de constater que l'estomac se vide parfaitement. La sonde ramène de la bile.

Si ces accidents ne cessent pas, il sera indiqué de faire à Marie G... une entéro-anastomose secondaire, qui mettra fin à ces inconvénients.

OBSERVATION XXXIV (*Inédite*)

(LAFOURCADE)

Sténose du pylore d'origine cicatricielle Gastro-entérostomie. à suspension verticale. Guérison.

M. Mont... boulanger de Mauléon (Médecin traitant, Dr Heugar de Mauléon) vient en avril 1907 pour des troubles gastriques ayant débuté il y a sept ans. Il n'a jamais eu ni hématémèse ni melena, mais des douleurs très fortes et de la difficulté à s'alimenter. Il se plaint de souffrir après les repas, d'avoir de la distension épigastrique et d'être incommodé par des vomissements aqueux et acides à jeun. Repas d'épreuve le 14 avril et sondage le lendemain 15 heures plus tard. Il y a de la stase certaine.

Gastro-entérostomie à suspension verticale le 16 avril 1907 par le Dr Lafourcade avec l'assistance du Dr Croste. On trouve un pylore épaissi et induré. L'épaississement est situé surtout au niveau du bord inférieur du pylore et a les dimensions d'une noix.

Opération très bien supportée. Suites normales. Le 20e jour, le malade quitte la clinique en très bon état. Il va actuellement aussi bien que possible.

OBSERVATION XXXV (Inédite)
(LAFOURCADE)

Rétrécissement du pylore. — Dilatation et stase-Gastro-entérostomie à suspension verticale. — Guérison

Goy... ouvrier 42 ans, de Mauléon, a comme médecin traitant le Dr Heugar. Il a un passé gastrique très chargé. Chez lui, la stase est évidente à la suite d'un ulcère qui remonte à une dizaine d'années. Le Dr Heugar lui faisait des lavages de l'estomac qui le soulagent.

En plus, le malade présente au sommet droit des lésions bacillaires du 1er degré.

Gastro entérostomie le 17 avril 1907, par le Dr Lafourcade avec l'assistance du Dr Croste. Suspension verticale.

Suites absolument parfaites. Le 12e jour un peu de fièvre avec poussée sur le poumon.

Le malade s'alimente fort bien, au mois de juillet il est revu à Mauléon avec une caverne pulmonaire considérable du sommet droit. Malgré cet état, l'estomac ne laisse rien à désirer, la suralimentation est conseillée, le traitement hygiénique et des injections de gaïacol iodoformé.

Venu à Bayonne en novembre 1907 il a engraissé. Sa caverne paraît se cicatriser. Il est en voie de guérison et son amélioration est manifeste.

Actuellement, l'état a été encore en s'améliorant. On sait que de nombreux rétrécis du pylore finissent par la tuberculose pulmonaire. Cette observation est un beau cas du résultat que peut avoir la Gastro entérostomie chez un tuberculeux déjà avancé en permettant la suralimentation.

OBSERVATION XXXVI (*Inédite*)

(LAFOURCADE)

Sténose du pylore avec stase. — Crises douloureuses très vives intermittentes. — Gastro-entérostomie. — Guérison.

M. Tart..., propriétaire, 52 ans, de Libarrens, (médecin traitant Dr Heugar de Mauléon) Passé ulcéreux certain avec des crises d'hyperchlorhydie gastro succorrheique intermittentes d'une grande intensité. Le Dr Heugar l'adresse en août 1907. Le diagnostic de sténose du pylore est certain. Il vient d'avoir en Juillet une de ces crises de gastrosuccorrhée avec intolérance gastrique, et son état général laisse beaucoup à désirer.

Gastro-entérostomie à suspension verticale le 1er septembre 1907 par le Dr Lafourcade avec l'assistance du Dr Croste et en présence de M. Vaquier.

Pylore très épaissi et adhérent. Suites parfaites. On peut dire que depuis l'opération, il n'a plus senti son estomac. Le résultat thérapeutique est parfait.

OBSERVATION XXXVII (*Inédite*)

(LAFOURCADE)

Rétrécissement cicatriciel du pylore. — Cachexie extrême avec amaigrissement de 38 kilos. — Gastro-entérostomie postérieure. — Guérison.

M. X..., âgé de 47 ans, habitant la commune de Viodos (Basses-Pyrénées) médecin traitant, le Dr Heugar de Mauléon.

Ce malade a des signes de gastrite ulcéreuse remontant à une douzaine d'années. Il a souffert depuis cette époque avec des alternatives d'amélioration et de crises aiguës.

Il y a quatre mois, il a été soigné pour une péritonite avec ballonnement considérable il est probable qu'il est survenu une petite perforation de l'estomac, guérie spontanément.

Quand le malade entre à l'hôpital St Léon de Bayonne, adres-

sé par le Dr Heugar, il est dans un état d'émaciation extrême.
Il a maigri de 38 kilos en un mois. Son poids normal était de
78 kilos. Il ne pesait à son entrée à St-Léon que 40. Il se plaint
de souffrir trois heures après les repas pendant deux heures,
de vomissements très abondants tous les jours ou tous les deux
jours, avec débris alimentaires absorbés depuis plusieurs jours.
Un lavage quatorze heures après un repas d'épreuve, ramène
des débris alimentaires. L'estomac descend à trois travers de
doigt au-dessous de l'ombilic. Clapotage sensibilité très vive au
niveau du pylore. Constipation très marquée. Le diagnostic
est évident.

Gastro entérostomie postérieure à suspension verticale par le
Dr Lafourcade, le 5 septembre 1907. (Dr Croste et l'interne Vaquier assistants). On trouve des traces de l'inflammation périto-
néale, des adhérences laches de l'intestin à la paroi et des
anses entre elles. Sténose cicatricielle très serrée.

Suites opératoires parfaites. Le malade entre chez lui 18 jours
après l'opération. Il a engraissé de 8 kilos. Récemment le Dr
Lafourcade a eu de ses nouvelles, elles sont très bonnes il ne
souffre plus, mange de tout. Son poids est de 72 kilos. Augmentation: 32 kilos en trois mois et demi.

OBSERVATION XXXVIII (Inédite)

(LAFOURCADE)

**Rétrécissement cicatriciel du pylore. — Ulcère de l'estomac
datant de 18 ans. — Etat général très précaire. — Guérison.**

Mme M..., marchande, âgée de 53 ans de Saint-Sébastien,
habitait Biarritz où elle a été soignée par de nombreux médecins, parmi lesquels le Dr Gussières. Vient en octobre 1907 à la
Clinique du Dr Lafourcade pour des douleurs d'estomac dont
le début remontait à 18 ans.. Depuis cette époque « elle n'est
pas restée un seul jour sans souffrir ». Hémorragies très importantes à plusieurs reprises. Sa dernière hématémèse est

survenue il y a une quinzaine de jours. Emaciation extrême de la malade. Estomac dilaté. Un lavage de l'estomac fait à jeun, ramène des petits pois absorbés 20 heures auparavant.

Gastro entérostomie postérieure à suspension verticale par le Dr Lafourcade, le 12 octobre 1907 avec l'assistance du Dr Croste. On tombe sur un pylore dur et fixé sous le foie par de nombreuses adhérences.

Suites opératoires très bonnes. Pas un seul vomissement.

OBSERVATION XXXIX (*Inédite*)

(LAFOURCADE)

Rétrécissement annulaire cicatriciel du pylore. — Ulcère datant de 7 ans. — Amaigrissement extrême. — Etat très grave. — Gastro-entérostomie postérieure. — Guérison.

Mlle Etch... 24 ans (médecin traitant Dr Pambrun). A eu une première hémorragie très abondante à 17 ans, et une deuxième à 20 ans. A suivi un traitement médical sans interruption.

Actuellement, état grave de dénutrition. A maigri de 9 kilos 1/2 dans trois mois. Souffre après les repas. Sent du gonflement du creux épigastrique. Contractions très violentes de l'estomac qui luttent contre l'obstacle et forcent le pylore. Dilatation énorme. Clapotage. Vomissements gastro-succorrhéiques, abondants le matin.

Gastro-entérostomie postérieure à suspension verticale par le Dr Lafourcade le 10 novembre 1907 avec l'assistance du Dr Croste.

On trouve au niveau du pylore un rétrécissement en anneau très serré, véritable bague de un centimètre de large.

Suites opératoires parfaites. Elle quitte la clinique le 15e jour sans avoir eu un seul vomissement. Va aussi bien que possible.

OBSERVATION XL. (*Inédite.*)
(LAFOURCADE)

Sténose du pylore. — Gastro-entérostomie à suspension verticale. — Guérison.

M. S... J..., âgé de 52 ans, habitant la province de Guipuzcoa, vient trouver M le Dr Lafourcade à Saint-Sébastien pour une affection d'estomac déjà ancienne, dont le début remonte à une quinzaine d'années, avec des périodes de calme parfait. Il est actuellement arrivé à un degré de cachexie et d'émaciation extrêmes et il dit avoir perdu 35 kilos. Il est jaunâtre, a de la dyspnée, il présente un estomac descendant à quatre travers de doigt au-dessous de l'ombilic. Pendant l'examen, il existe des ondulations antipéristaltiques de l'estomac qui se terminent par un vomissement très abondant dans lequel se voient des matières absorbées plusieurs jours auparavant.

Gastro entérostomie à suspension verticale le 22 janvier 1908, par le Dr Lafourcade. Pylore induré, épaissi, adhérent aux parties voisines.

La gastro entérostomie ne présente rien de particulier. Dans les suites, un peu de diarrhée qui est arrêtée par un lavage de l'estomac. L'appétit revient rapidement et il est difficile à satisfaire.

Vingt jours après l'opération, le malade avait regagné 12 kilos. Revu le 21 mars, en très bon état, il était méconnaissable.

OBSERVATION XLI

Rétrécissement fibreux du pylore — Gastro-entérostomie à suspension verticale. — Guérison.

M. H..., âgé de 63 ans, gendarme en retraite, adressé par le Dr Constantin de Tardets pour une sténose du pylore consécutive à un ulcère dont le début remonte à 15 ans. Actuellement, il est dans un mauvais état général. Il a maigri de 33 kilos. Il souffre considérablement après les repas, et arrive à se soulager en provoquant des vomissements par l'introduction des doigts dans la gorge. Il rend alors des aliments noyés dans de la gastrosuccorrhée. Dilatation et clapotage gastro-entérostomie à suspension verticale le 24 février 1908 par M. le Dr Lafourcade avec l'assistance du Dr Croste, en présence du Dr Jaubert. Pylore épaissi dans son ensemble à calibre très réduit.

L'opération ne présente aucune particularité. Les suites en sont parfaites.

J... quitte la clinique le 14 mars en bon état et les nouvelles reçues dernièrement sont très favorables.

OBSERVATION XLII. (*Inédite*).
(LAFOURCADE)

Rétrécissement cicatriciel du pylore. — Gastro-entérostomie à suspension verticale. — Guérison.

M. Bat..., âgé de 51 ans adressé par le Dr Deguerre (de Rivière) et Bourretère de Dax. Il présente avec un passé douloureux très chargé, des vomissements alimentaires tardifs et des résidus de choses mangées depuis deux et trois jours. Hémorragies antérieures à trois reprises. Le diagnostic est évident.

Gastro entérostomie à suspension verticale le 26 février 1908, par le Dr Lafourcade avec le Dr Croste en présence de Drs Deguerre et Bourretère. On trouve un rétrécissement des plus nets sans lésion de perigastrite. Comme particularité intéressante, il est à signaler que le côlon transverse était accolé contre la colonne vertébrale par un mésocôlon de 3 à 4 centimètres à peine, tellement court qu'on ne pouvait y faire une fenêtre sans intéresser les arcades vasculaires. Le Dr Lafourcade s'est porté en avant a attaqué la face postérieure à travers les feuillets postérieurs de l'épiploon. L'anse afférente, passant au-dessous du côlon transverse, est laissée plus longue que de coutume.

Suites parfaites, le malade quitte la clinique, rétabli le 15 mars 1908.

OBSERVATION XLIII (*Inédite*)
(LAFOURCADE)

Rétrécissement fibreux du pylore et périgastrite. — Gastro-entérostomie. — Guérison.

M. B..., prêtre, âgé de 46 ans, adressé par le Dr Rousset, de Saint-Jean-Pied de Port. Il souffre de l'estomac depuis sept ans, et quand il vient trouver M. le Dr Lafourcade, il est dans un état lamentable. Il a maigri de 22 kilos. Il présente les signes certains de la sténose du pylore.

Opération le 27 février 1908, par M. le Dr Lafourcade, avec l'assistance du Dr Croste. On trouve un pylore très épaissi, présentant, sur sa face postérieure, une paroi dépolie et son bord supérieur adhérent au foie.

Gastro-entérostomie à suspension verticale classique. Suites normales, sans un seul vomissement. Il se lève le quatrième jour. L'appétit revient avec une rapidité surprenante, et le malade ne peut être rassasié.

Il quitte la clinique le 14 mars en excellent état et ne souffrant pas de l'estomac.

OBSERVATION XLVI (*Inédite*)
(LAFOURCADE)

Sténose du pylore. — Gastro-entérostomie à suspension verticale. — Guérison.

Mlle Nancy G..., âgée de 40 ans, adressée par le Dr Boutre-lôre, de Dax. Les signes de sténose sont évidents. Cette malade souffre depuis une douzaine d'années et a mené une existence des plus pénibles. Les douleurs ont beaucoup augmenté depuis trois mois et la malade a perdu 17 kilos de son poids. La sonde montre une stase très importante.

Gastro-entérostomie à suspension verticale le 2 mars 1908, par le Dr Lafourcade, avec l'assistance du Dr Croste, en présence des Drs Bourretère père et fils. On trouve, au niveau du pylore, une bague cicatricielle encerclant celui-ci, ayant un centimètre et demi à deux centimètres de large, et qui diminue le pylore dans une forte proportion.

Les suites opératoires sont parfaites et le malade quitte la clinique le 22 mars en très bon état et n'ayant plus souffert de l'estomac depuis son opération.

OBSERVATION XLV (Inédite)

(LAFOURCADE)

Sténose cicatricielle du pylore, suite d'ulcère. — Forme dyspeptique et stase. — Gastro-entérostomie. — Guérison

M. R..., receveur particulier des finances, âgé de 46 ans, présente depuis quatre ans des douleurs retardées, durant trois, cinq et sept heures, des vomissements aqueux et des intermittences dans les symptômes. Il est adressé par M. le Dr Hougar, de Mauléon. Pas d'antécédents hémorragiques. On constate une grosse dilatation de l'estomac, et un lavage ramène des aliments absorbés 10 heures auparavant.

Gastro-entérostomie à suspension verticle le 21 mars 1908, par le Dr Lafourcade, avec l'assistance des Drs Lasserre et Croste, en présence du Dr Hougar. On trouve, au niveau du pylore, une induration cicatricielle, du volume d'une noix, surtout étendue sur le bord inférieur, et présentant une bande qui gagne le bord supérieur du pylore. L'index ne peut pas pénétrer dans le pylore.

La suspension verticale est faite suivant les règles décrites, sans le moindre incident.

Les suites opératoires sont parfaites, sans la moindre réaction. Le malade est encore en traitement à la clinique du Dr Lafourcade.

OBSERVATION XLIV (*Inédite*)

(LAFOURCADE)

Rétrécissement cicatriciel du pylore. — Stase et douleurs très fortes. — Gastro-entérostomie. — Guérison.

Mlle N..., âgée de 37 ans, institutrice dans les Landes, présente une sténose cicatricielle du pylore.

Elle subit la gastro-entérostomie à suspension verticale le 23 mars, par le Dr Lafourcade, avec l'assistance du Dr Croste. Elle va bien.

Elle est encore en traitement.

VI

CONCLUSIONS

La gastro-entérostomie devient de plus en plus bénigne avec ses indications plus précises et sa technique plus parfaite.

Après cette opération, les malades doivent continuer à suivre un régime sévère. Il ne faut pas oublier que la gastro-entérostomie ne doit être qu'une étape chirurgicale dans le traitement médical des affections de l'estomac, du pylore et du duodénum.

Les procédés rapides et simples sont préférables aux procédés longs et complexes.

Parce qu'ils sont aussi satisfaisants au point de vue des résultats et qu'ils exposent moins les malades au shock opératoire et aux complications pulmonaires, auxquelles ils sont tout particulièrement disposés.

Le procédé de von Hacker, parce qu'il met à l'abri du circulus viciosus, est préférable aux procédés antérieurs, mais il expose à des reflux de bile dans l'estomac, aussi doit-on prendre comme procédé de choix, la gastro-entérostomie postérieure à suspension verticale, qui met à l'abri du reflux de la bile, est aussi rapide, plus solide, plus facile, donne moins de chance d'erreur dans le placement de l'anse à anastomoser, assure une évacuation plus rapide, rend impossible la formation d'un éperon jéjunal et a des suites toujours meilleures et plus souvent parfaites.

Ce procédé réunit les avantages du von Hacker à ceux de l'Y et n'en présente pas les inconvénients.

———————

INDEX BIBLIOGRAPHIQUE

ALBERTIN. — Lyon médical 1905.

ALEX. — Sténose pylorique d'origine biliaire. Th. Lyon 1896.

ANGHEL. — Gastro-entérostomie postérieure de von Hacker avec sutures. Bull. soc. de Méd. et Nat. de Jassy.

BATANOFF. — Sur le Procédé transmésocolique. Th. Lyon 1900.

BEAUDOUIN. — Gaz. méd. de Paris 1901.

BÉGUOIN. — Ulcère du duodénum — Presse médicale 1904.

BONNE (Louis). — Traitement chirurgical de l'ulcère du duodénum et de ses complications. Th. Lyon 1906.

BOURGET. — La Gastro-entérostonomie. Paris 1902.

BOURVERET. — Lyon médical 1901.

CHAPUT. — Etude sur la Gastro-entérostomie. Presse médicale 14 Juillet 1894.

DANGER. — De la G. Ent. et des opérations complémentaires destinées à empêcher le reflux dans l'estomac et l'accumulation des matières dans le cul-de-sac duodénal.

DEBOVE. — Presse médicale 1901.

DEGORCE. — Indications et résultats de la G. Ent. dans la Gastro succorrhée. Th. Paris 1902.

DEFONTAINE. — Arch. prov. de chir. 1897.

DESFOSSES. — Procédé de von Hacker. Paris 1898.

DOCK. — Presse médicale belge. Bruxelles 1905.

DOYEN. — Affections de l'estomac 1895.

DUBOURG. — 11ᵐᵉ Congrès de chir. Paris 1897. Page 50.

GAUDEMET. — De l'Intervention chirurgicale dans l'ulcère non perforé de l'estomac. Th. Paris 1906.

GUEDJ. — Des résultats fonct. éloignés de la G. E. dans les sténoses non cancéreuses du pylore. Th. Paris 1898.

HAYEM. — Bull. de l'acad. de méd. Paris, p. 401.

HARTMANN. — Congr. fr. de chir. Paris 1898, tome XII, p. 312.

HARTMANN et SOUPAULT. — Rev. de chir. Paris Février 1899.

JABOULAY. — Arch. prov. de chir. Paris 1892, p. 551.

KIEFFER (A.). — Suites et complications de la G. Ent. Th. Paris 1903.

LADENÈZE. — Ulcère du duodénum. T. Lyon 1900.

LAFARELLE (M.) Sur la G. Ent. Th. Bordeaux 1900.

LEROY (L.). — De la G. Ent. dans les affections non cancéreuses de l'estomac. Th. Paris 1902.

MAHAUT. — De l'état des fonctions gastriques après la Gastro-Entéro-Anastomose pour sténose du pylore. Th. Lyon 1896.

MARCHAIS. — Des rétrécissements du pylore d'origine biliaire. Th. Paris 1898.

MARION. — Des indications chirurgicales au cours de l'ulcère simple. Th. Paris 1897.

MATIGNON (J.). — La G. Ent. dans le cancer du pylore. Th. Bordeaux 1893.

MONOD et VANVERTS. — Traité de technique opératoire 1902.

MONPROFIT. — La G. Ent. 1903.

NAVEAU. — Des résultats fonctionnels défectueux de certaines G. Ent. Th. de Paris 1904.

PAUCHET. — Congrès Français de chirurgie 1902.

PANTALONI. — Arch. prov. de chir. 1897.

PINATELLE. — Indications de la G. Ent. en dehors des sténoses anatomiques du pylore. Th. Lyon 1902.

POUCEL. — Gaz. des Hôpitaux de Paris 4 Août et 5 Novembre 1893.

POUSSIN. — De la G. Ent. en Y. Th. de Paris 1903.

QUÉNU. — Soc. de chir. Paris 1906.

ROY (P.). — Précédé de Souligoux Th. Nancy 1899.

SABATIÉ. — Les Ulcères de la région pylorique formes cliniques Traitement Th. Paris 1902.

SAVARIAUD. — De l'Ulcère hémorragique de l'estomac et de son traitement chirurgical. Th. Paris 1898.

SOURICE. — Des indications de la Gastro-Entérostomie dans les tumeurs de l'estomac n'intéressant pas le pylore. Th. Paris 1904.

SOCIÉTÉ DE CHIRURGIE. — 8 Janvier 1908.

TERRIER. — Rev. de chir. 1902.

TERRIER et HARTMANN. — Chirurgie de l'estomac 1899.

TUFFIER. — Acad. de méd. 1907.

TURLAIS (C.). — Sur le traitement chirurgical de l'ulcère simple de l'estomac. Th. Paris 1900.

TORGNON. — La Gastro-Entérostomie en France. Th. Paris 1893.

VALLAS. — Bull. de la Soc. de chir. de Lyon. Février 1905.

VILLAR. — Arch. Clin. de Bordeaux 1892.

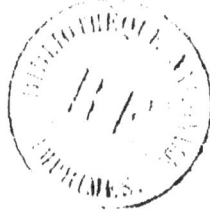

Imprimerie L. TIBESART, 52, rue Turenne.- Bordeaux

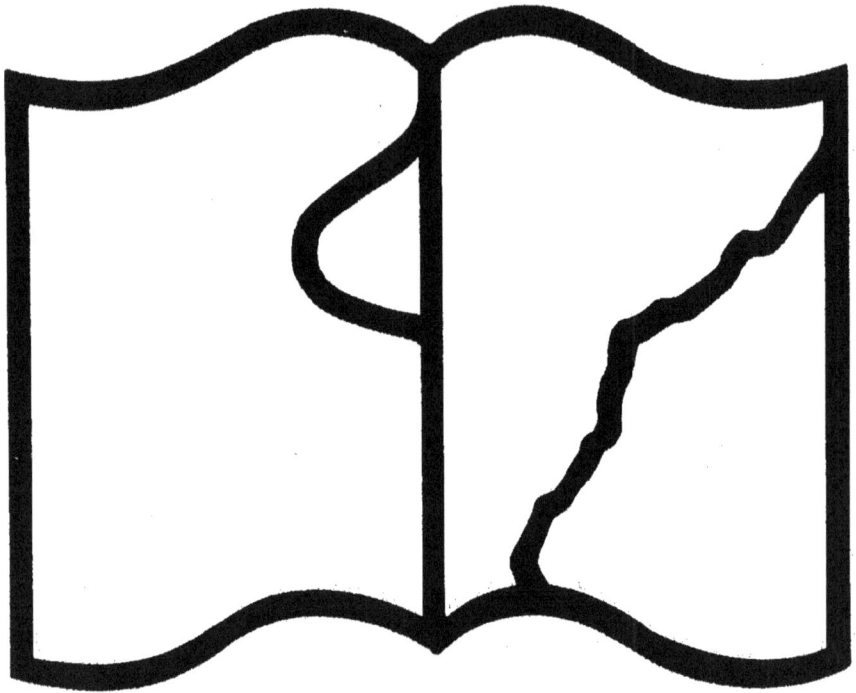

Texte détérioré — reliure défectueuse

NF Z 43-120-11

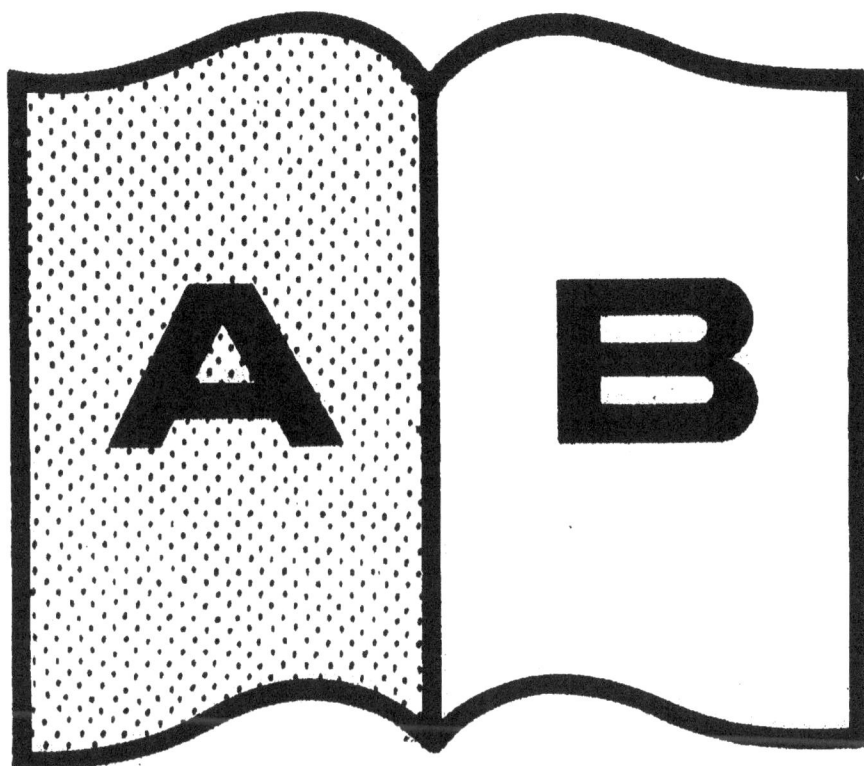

Contraste insuffisant

NF Z 43-120-14

www.ingramcontent.com/pod-product-compliance
Lightning Source LLC
Chambersburg PA
CBHW071523200326
41519CB00019B/6045